看護師・臨床工学技士のための

透析シャントエコー入門

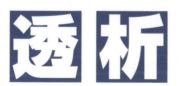

編著
春口洋昭
飯田橋春口クリニック院長

機能評価・形態評価・エコーガイド下穿刺の WEB 動画つき

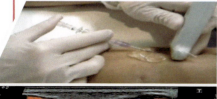
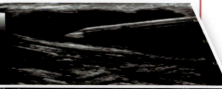
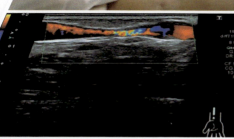

MCメディカ出版

編集にあたって

　シャントの穿刺困難や脱血不良がある患者さんを目の前にして、「血管そのものを見ることができればどれだけ助かるか！」と思ったことはありませんか？　エコープローブを皮膚に当てれば、血管の走行だけでなく、血管壁の細かい変化も知ることができます。ただし、一度もプローブを持ったことのない透析スタッフ（看護師、臨床工学技士）にとって、エコーは「自分にはむずかしすぎる」と思っても不思議ではありません。

　本書は、そのような今までほとんどエコーに接したことのないスタッフを対象にして編集しました。とくに看護師は、今までエコーと無縁だった人が少なくありません。超音波診断装置を前にして、どのように扱ってよいかとまどうことが多いと思います。超音波診断装置にはさまざまなダイヤルやボタンがあり、いったいどこを触ればよいか、どのような機能があるか、どのようなときにその機能を使うかは、臨床検査技師に教えてもらわなければなりません。しかし、すべての透析スタッフがすぐに臨床検査技師に聞けるような恵まれた環境にあるとは限りません。そこで本書では、ある程度独学でもエコーを始められるように、電源の入れ方・切り方、プローブの種類とその取り扱いなど、ごく基本的なことから執筆してもらいました。

　シャントに関して、すこしでも「おかしいな？」「どうしてこんな症状があるのだろう？」と感じたときには、ぜひプローブを持ってみてください。プローブを当てるだけで、知らない世界が広がっていることを実感できます。穿刺部の観察だけでも構いません。自分にできるところから始めてみてください。

　エコー検査をしてみて「これはおもしろい！」と思えたら、すでにあなたはエコーのとりこです。義務感からではなく、楽しいから行うことで、飛躍的に技術や知識を得ることができます。本書がそのきっかけとなり、一人でも多くの方にエコーの楽しさに気づいてもらえれば、私としても大きな喜びです。

　本書はこの道のまさにスペシャリストに執筆してもらいました。どの章も、初心者にわかりやすく執筆していただきました。忙しいなか、原稿を執筆していただいた先生方、時間が少ないなか急ピッチで編集作業を進めていただいたメディカ出版編集部の方々に深く御礼申し上げます。本書が一人でも多くの透析スタッフに届くことを願ってやみません。

2018年5月

飯田橋春口クリニック院長　**春口洋昭**

看護師・臨床工学技士のための 透析シャントエコー入門

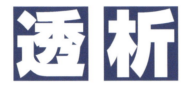

CONTENTS

編集にあたって ……………………………………………… 3
編集・執筆者一覧 …………………………………………… 7
WEB動画の視聴方法 ………………………………………… 8

第1章 透析スタッフによるバスキュラーアクセス管理の重要性とエコーの役割
良好なバスキュラーアクセスを維持するために ……………… 10

第2章 超音波診断装置
① 超音波診断装置の種類と特徴 …………………………… 14
② プローブの種類と特徴 …………………………………… 16
③ 超音波診断装置の各部の名称と役割 …………………… 18
④ 超音波診断装置の操作手順 ……………………………… 20
⑤ エコー画像の調整法 ……………………………………… 22 【WEB】
column プローブをとおしてみる患者さんの透析人生 ……… 30

第3章 プローブを持ってみよう
① 穿刺者の姿勢 ……………………………………………… 32
② プローブの種類と特徴 …………………………………… 34
③ プローブの持ち方と皮膚への当て方 …………………… 36
④ ゼリーの種類と塗布方法 ………………………………… 38 【WEB】
⑤ 邪魔なプローブコードの取り扱い ……………………… 41

⑥ 使用後のプローブの取り扱いと禁止事項 …………………… 42

第4章 シャントエコーに役立つ解剖
① 上肢の動脈と静脈の構造 …………………………………… 44
② 自己血管内シャント（AVF）と人工血管内シャント（AVG）の構造 …… 48
③ エコー画像で見る血管の解剖 ………………………………… 53

第5章 シャントの形態評価
① 短軸像の描出（ファントムでの血管描出）………………… 62 WEB
② 長軸像の描出（ファントムでの血管描出）………………… 68 WEB
③ 直線でない血管の描出 ……………………………………… 72
④ 実際の血管での形態評価 …………………………………… 76
⑤ カラードプラ法 ……………………………………………… 80

第6章 狭窄の描出法
① 狭窄の種類と見え方 ………………………………………… 86 WEB
② 狭窄の評価法 ………………………………………………… 90 WEB
③ 駆血による変化 ……………………………………………… 96 WEB
column 症状とシャントの形態を結びつけエコーを撮ることの大切さ …… 98

第7章 シャントの機能評価
① 機能評価の種類 ……………………………………………… 100
② 機能評価を行うために習得すべき技術 …………………… 103 WEB
③ 血流量の測定方法 …………………………………………… 106 WEB
④ 血流量測定が困難な場合の対処法 ………………………… 113 WEB

第8章 自己血管内シャント（AVF）のルーチン検査
① ルーチン検査の概要 ………………………………………… 118
② 機能評価 ……………………………………………………… 129
③ 形態評価 ……………………………………………………… 130
④ レポートの作成方法 ………………………………………… 138
column 理学的所見とエコー所見を組み合わせて検査の精度を上げる …… 140

第9章 人工血管内シャント（AVG）のルーチン検査
① ルーチン検査の概要 …………………………… 142
② 機能評価 ………………………………………… 146
③ 形態評価 ………………………………………… 148
④ レポートの作成方法 …………………………… 153

第10章 フローチャートとイラストで見るシャントトラブルの病態と治療
① 脱血不良 ………………………………………… 156
② 再循環 …………………………………………… 159
③ 瘤 ………………………………………………… 161
④ 静脈高血圧症 …………………………………… 163
column スタッフに支えられて徐々に取り入れたシャントエコー ……… 166

第11章 エコーを用いた穿刺部の評価
① 穿刺困難とエコーの活用 ……………………… 168
② 穿刺困難の原因とその対策：血流不良 ……… 171
③ 穿刺困難の原因とその対策：血管径が小さい …… 172
④ 穿刺困難の原因とその対策：血管走行 ……… 174
⑤ 穿刺困難の原因とその対策：血管の形態 …… 181
⑥ 穿刺困難の原因とその対策：血管内腔 ……… 183
⑦ 穿刺前にエコーで血管を見る際のポイント …… 187
⑧ 穿刺後の針先の修正 …………………………… 190
column シャントエコーを用いたシャント管理で恩返しを ……… 192

第12章 エコーガイド下穿刺
① 短軸法 …………………………………………… 194 WEB
② 長軸法 …………………………………………… 203 WEB
column 手探りで始めたシャントエコー ……………… 211

索　引 ……………………………………………… 212
編著者紹介 ………………………………………… 215

編集・執筆者一覧

編集

春口洋昭（はるぐち・ひろあき）
飯田橋春口クリニック院長

執筆者（50音順）

鎌田正（かまた・ただし）
京都市立病院腎臓内科副部長 ………………………………… 第12章-①

小林大樹（こばやし・ひろき）
独立行政法人労働者健康安全機構関西労災病院中央検査部 ……… 第8章、第9章

坂田久美子（さかた・くみこ）
津みなみクリニック総看護師長 ………………………………… column

下池英明（しもいけ・えいめい）
高橋内科クリニック院長／内科 ………………………………… 第11章

瀧澤亜由美（たきざわ・あゆみ）
東京女子医科大学臨床工学部 …………………………………… column

橋本瑞穂（はしもと・みずほ）
飯田橋春口クリニック臨床検査部 ……………………………… column

春口洋昭（はるぐち・ひろあき）
飯田橋春口クリニック院長 ……………… 第1章、第4章、第5章、第10章

人見泰正（ひとみ・やすまさ）
桃仁会病院臨床工学部部長 ……………………………… 第3章、第12章-②

冨士原直美（ふじはら・なおみ）
飯田橋春口クリニック看護部 …………………………………… column

真﨑優樹（まさき・ゆうき）
高橋内科クリニック医療技術部臨床工学技士長 ………………… column

三輪尚史（みわ・なおふみ）
偕行会名古屋共立病院バスキュラーアクセス治療センター ……… column

八鍬恒芳（やくわ・つねよし）
東邦大学医療センター大森病院臨床生理機能検査部副技師長 …… 第2章

山本裕也（やまもと・ゆうや）
心信会大川バスキュラーアクセス・腎クリニック検査部臨床検査技師長 …… 第6章、第7章

WEB動画の視聴方法

本書の動画マークのついている項目は、WEBページにて動画を視聴できます。以下の手順でアクセスしてください。

■メディカID（旧メディカパスポート）未登録の場合

メディカ出版コンテンツサービスサイト「ログイン」ページにアクセスし、「初めての方」から会員登録（無料）を行った後、下記の手順にお進みください。

https://database.medica.co.jp/login/

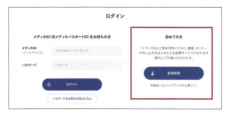

■メディカID（旧メディカパスポート）ご登録済の場合

①メディカ出版コンテンツサービスサイト「マイページ」にアクセスし、メディカIDでログイン後、下記のロック解除キーを入力し、「送信」ボタンを押してください。

https://database.medica.co.jp/mypage/

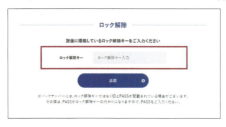

②送信すると、「ロックが解除されました」と表示が出ます。「動画」ボタンを押して、一覧表示へ移動してください。
③視聴したい動画のサムネイルを押して動画を再生してください。

ロック解除キー　t0usek18ch0

＊WEBページのロック解除キーは本書発行日（最新のもの）より3年間有効です。有効期間終了後、本サービスは読者に通知なく休止もしくは終了する場合があります。
＊ロック解除キーおよびメディカID・パスワードの、第三者への譲渡、売買、承継、貸与、開示、漏洩にはご注意ください。
＊図書館での貸し出しの場合、閲覧に要するメディカID登録は、利用者個人が行ってください（貸し出し者による取得・配布は不可）。
＊PC（Windows / Macintosh）、スマートフォン・タブレット端末（iOS / Android）で閲覧いただけます。推奨環境の詳細につきましては、メディカ出版コンテンツサービスサイト「よくあるご質問」ページをご参照ください。

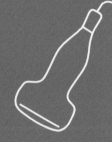

第1章

透析スタッフによるバスキュラーアクセス管理の重要性とエコーの役割

良好なバスキュラーアクセスを維持するために

エコーによるバスキュラーアクセス管理の必要性

　透析をスムーズに進めるためには、良好な機能のバスキュラーアクセス（vascular access；VA）が必要です。穿刺が容易で、脱血不良や静脈圧上昇が生じることなく、透析終了まで何も問題がないこと、止血時間が短くて再出血もないことは、良好なVAの条件になるでしょう。また、長期間にわたって、このような良好な状態のVAが維持されることも重要です。ただし、これらを維持するためには、透析スタッフによる適切な管理が欠かせません。
　透析スタッフは、理学的所見だけでなく、さまざまなモニターを駆使してVA機能をチェックすることができます。しかし、忙しい日々の業務のなかでVA管理だけに時間を割くことはできません。そこで、あらかじめチェックボックスなどを作成して簡便な管理法に努めている施設もあると思います。VA管理に超音波（エコー）検査は有用ですが、必ずしもすべての透析施設に超音波診断装置が備わっているわけではありません。また、超音波診断装置があったとしても、施設によってその使用法はさまざまであると考えられます。ただし現在、超音波診断装置が普及しつつあり、エコー検査ができるスタッフもすこしずつ増加してきています。したがって、これからはエコーを使用することが当たり前の時代になると考えられます。

バスキュラーアクセス管理の三つのステージ

　VA管理は、三つのステージ（図1）で考えるとよいでしょう。それぞれのステージでエコーの有用性があります。
　第一は、現状の把握です。すなわち良好な透析効率が得られているか、もし得られていない場合はVAに何らかの問題がないかを確認します。透析時

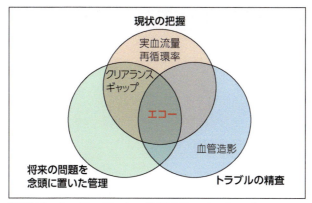

図1 バスキュラーアクセス管理の三つのステージ

間や透析方法、脱血量が同じであれば、Kt/Vが低下する原因は再循環である可能性が高くなります。透析中に再循環率を測定することは可能ですが、それだけでは再循環の原因を知ることはできません。その点、エコーは、上腕動脈血流量を測定し、狭窄の程度や位置を知ることが可能であり、再循環の原因を突き止めるのに有用となります。

　第二は、将来的に生じる問題を念頭に置いた管理です。その多くは、閉塞を予知して予防することになります。閉塞は、脱水や低血圧、血液過凝固などによって生じることもありますが、何といっても狭窄の進行が最大の理由と考えてよいでしょう。なかでも動脈（脱血）側穿刺部と静脈（返血）側穿刺部との間の狭窄は、脱血不良や静脈圧上昇が出現しないため、注意が必要になります。エコーで上腕動脈血流量や狭窄径を経時的に測定することで、経皮的血管形成術（percutaneous transluminal angioplasty；PTA）のタイミングを逃さず、閉塞を回避できることも少なくありません。

　第三は、すでに何らかのトラブルがある患者への精査を目的としたエコーです。たとえば脱血不良の原因が、絶対的なシャント血流量低下によるものなのか、分岐後の血管への穿刺などの穿刺に関する問題なのかをエコーで知ることができます。また、吻合可能な血管をエコーで探したり、血管径を測定したりすることも可能です。穿刺トラブルがある場合には、すぐにエコーで血管の状態や針先を見ることができれば、その原因を突き止めることがで

きます。このように、エコーは三つのステージすべてで有用性があり、VA管理にはエコーが欠かせないと考えています。

各職種の役割

VAエコーの担い手としては、医師や透析スタッフ（看護師、臨床工学技士）、臨床検査技師、診療放射線技師がいますが、それぞれ異なった役割があります（図2）。

臨床検査技師や診療放射線技師は、エコーの技術を駆使してVAを観察し、さらにマッピングをして詳細なレポートを作成することが望まれています。医師は、検査結果を基に治療や管理の方針を立てることが重要な役割となるでしょう。得られたエコー所見と症状との整合性を確認したうえで、すぐに治療を行うべきか、それとも経過観察が可能か、治療はインターベンション治療と外科手術のどちらがよいかを判断します。透析スタッフは、前述の三つのステージでエコーを使用して管理に役立てることができます。また、穿刺困難な症例に対するエコーガイド下穿刺もすこしずつ普及してきています。

職種によってエコーの有用性が若干異なりますが、現在、その垣根はあいまいになってきています。すべての透析スタッフがエコーに習熟する必要はありませんが、透析室で1人でも2人でもエコーのスペシャリストがいるだけで、大きなレベルアップにつながります。

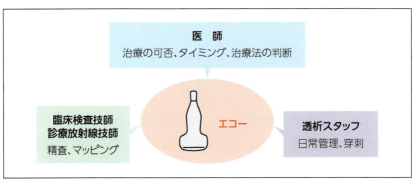

図2　エコーをめぐる各職種の役割

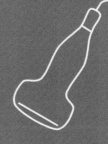

第2章

超音波診断装置

① 超音波診断装置の種類と特徴

さまざまな種類がある超音波診断装置

　超音波診断装置は、比較的大きな汎用機からきわめて小さなハンディータイプまでさまざまな種類(表)があります。診察室や透析室では、操作が簡便で移動が容易な超音波診断装置が適しています。ただし、小さな機器は機能に制限があることなど、機器の特性と用途を明確にしておく必要があります。
　また、効率よく検査を行うには、超音波診断装置の画像設定や計測手技のプリセットを組んでおき、"パッとプローブを当ててすぐに判断できる"機器

表　シャントエコーで使用される代表的な超音波診断装置(文献1より改変)

種類	汎用機器	ノートブック型小型機器	ハンディータイプ小型機器
汎用性	◎	○	△
持ち運び	△	○	◎
計測	◎	○	△
解像度	◎	○	△

◎最適　○適している　△不向き

に調整しておくことが大切です。

▶汎用機器

　もっとも用途が広い機器です。以前は大きな機器が多かったのですが、最新のものは筐体が小さくなったため、移動させて使用するのにも適します。詳細な観察が可能であり、高度な計測のほとんどに対応できます。電源を切らずに移動可能な機種もあります。

▶ノートブック型小型機器

　小型であり、移動させて使用するのに向いています。ほとんどの機種でバッテリー駆動が可能です。また、汎用機器に近い水準の検査が可能です。操作パネルが小さく、操作性は汎用機器に比べてやや劣ります。シャントのエコーガイド下穿刺にも用いられ、透析室での用途は広いです。

▶ハンディータイプ小型機器

　バッテリー駆動が基本であり、手持ちで移動させて使用します。パルスドプラが搭載されていない機器が多く、その場合、流量計測などは行えません。基本的には、シャントのエコーガイド下穿刺や簡易的な観察に用いられます。

引用・参考文献

1) 八鍬恒芳. "透析室で使用するために必要な超音波検査機器の機能". 透析スタッフのためのバスキュラーアクセス超音波検査. 春口洋昭編著. 東京, 医歯薬出版, 2017, 30-5.

② プローブの種類と特徴

プローブの使い分けのポイント

　プローブは、超音波診断装置のもっとも重要なパーツです。プローブにはさまざまな種類があり、中心周波数が高いプローブほど高解像度で画質も鮮明ですが、深部減衰（深部になるほど超音波が届かなくなり画像が得られにくくなる）が強いです。そのため、使い分けのポイントとして、観察部位の深さによって、減衰がなく、なるべく高解像度が得られる周波数のものを選択します。

プローブの種類と特徴

　シャントエコーに用いられるプローブの種類を表に示します。
▶リニア型プローブ
　中心周波数は9 MHz前後で、至適観察深度は0.5～4.0 cm程度です。上腕動脈などの流量計測から橈側皮静脈などの表在静脈の観察まで、幅広く使用できます。
▶高周波リニア型プローブ
　中心周波数は12～15 MHz前後で、至適観察深度は0.3～2.0 cm程度です。とくに深度1.0 cm未満の浅い位置に存在する病態を観察するのに最適であり、橈側皮静脈など、シャントではとくに静脈側を観察するのに優れます。
▶そのほかのプローブ
　中心周波数5 MHz前後のセクタ型プローブやコンベックス型プローブは、周波数が低いため、解像度は高周波プローブに比べて劣ります。シャントエコーにおいて用途は広くはありませんが、深部減衰が少ないため、鎖骨下～腕頭静脈などの深部の観察に適します。また、中心周波数7 MHz前後の高

表 シャントエコーで使用されるプローブの種類(文献1より改変)

種類	リニア型	高周波リニア型	高周波マイクロコンベックス型	セクタ型
中心周波数	9MHz前後	12〜15MHz前後	7MHz前後	5MHz前後
至適観察深度	0.5〜4.0cm	0.3〜2.0cm	0.5〜5.0cm	2.0〜15.0cm
用途	上肢全般	上肢(とくに皮静脈など)	鎖骨下〜上肢	鎖骨下〜腕頭
解像度	○	◎	○	△
シャントでの使用頻度	◎	○	△	△

透析室では、リニア型プローブおよび高周波リニア型プローブがよく使用される。マイクロコンベックス型プローブやセクタ型プローブは必須ではなく、用途は限られるが、深部の描出などに優れるため、これらのプローブも使用すると観察範囲が広がる。

周波マイクロコンベックス型プローブは、解像度が高く接地面が小さいため、シャントのさまざまな部位の観察が可能です。

引用・参考文献

1) 八鍬恒芳. "透析室で使用するために必要な超音波検査機器の機能". 透析スタッフのためのバスキュラーアクセス超音波検査. 春口洋昭編著. 東京, 医歯薬出版, 2017, 30-5.

超音波診断装置の各部の名称と役割

超音波診断装置の構成

　超音波診断装置を使用するにあたり、各部の名称と役割を理解する必要があります。一般的な汎用超音波診断装置（図）の各部の名称と機能を以下に示します。

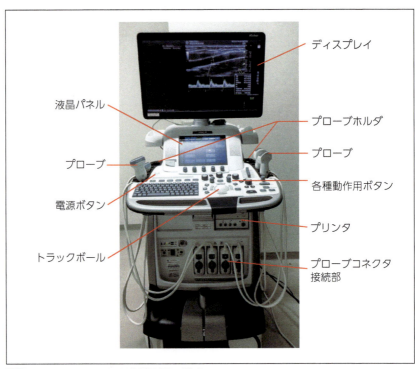

図　一般的な汎用超音波診断装置の構成

▶**ディスプレイ**

　リアルタイムで描出しているエコー画像はもちろんのこと、画像の設定やデジタル保存した画像（サムネイル表示）が表示されます。

▶**プローブ**

　エコー画像を得るための大本となる探触子です。

▶**プローブホルダ**

　プローブを安全に置くための場所です。

▶**液晶パネル**

　画質の調整や血流データをとらえるカラードプラの設定など、詳細な調整を行うためのソフトウエアボタンなどが表示されます。おもに汎用機器で搭載されているものであり、小型機器には搭載されていないことが多いです。

▶**各種動作用ボタン**

　操作のなかで使用頻度が高い、画像のフリーズ（静止）やゲイン（明るさ）調整、画像保存などの機能が固定されているボタン類が並びます。

▶**電源ボタン**

　超音波診断装置の電源を立ち上げる際に使用するボタンです。これとは別に、汎用機器などでは背面などに主電源のスイッチが搭載されていることもあります。

▶**トラックボール**

　画像のシネ機能（フリーズ手前の数秒を動画で記録しておく機能）を調整したり、サイズ計測時にメジャー表示を移動させたりする場合に使用します。

▶**プリンタ**

　一般的には、ロールペーパーにグレースケールで画像を印字する小型のプリンタが搭載されています。ハンディータイプの機器では、記録の必要がないため、搭載されていないことが多いです。

▶**プローブコネクタ接続部**

　プローブと超音波診断装置とをつなぐコネクタ部を接続する端子です。各種プローブを交換するときなどに取り外したり接続したりします。

超音波診断装置の操作手順

装置の立ち上げから検査終了まで

　エコー検査を始める際は、①電源を立ち上げ、②必要な情報を入力し、③プローブを選択して、④プリセットを選択します。

▶電源の立ち上げ

　機器によってさまざまですが、エコー画像がディスプレイに表示されるまで待ちます。

▶患者IDなどの必要な情報の入力

　簡易的な観察では必要ありませんが、画像記録を行う場合はかならず患者IDや名前などの入力を行います。

▶プローブの選択

　数種類のプローブが装着されている機器であれば、シャントエコー用のプローブ（高周波リニア型プローブなど）に切り替えます。

▶プリセットの設定

　プリセットなどを組み込んでいる場合は、シャントエコー用のプリセットに設定して検査を開始します。

保守点検

　超音波診断装置を使用するにあたって、保守点検（図）をかならず行いましょう。まず電源を入れる前に、コンセント周りのチェックを行います。プローブコードの被覆が破れていないかどうか、プローブの接地面にひび割れがないかどうかも確認します。また、電源を入れたら、始業前点検としてエコー画像の欠損はないか、ボタンの不具合はないかなどをチェックします[1]。

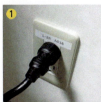 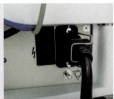 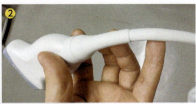
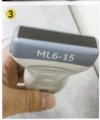 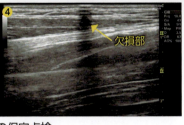

図 超音波診断装置の保守点検
① コンセント周りをチェックする。
② プローブコードの断線や被覆の破れの有無を確認する。
③ プローブ接地面のひび割れの有無を確認する。
④ エコー画像の欠損の有無を確認する（写真は欠損例）。

引用・参考文献
1) 尾羽根範員．乳房超音波併用検診の精度管理：装置基準と日常の管理について．日本乳癌検診学会誌．21(3), 2012, 222-7.

⑤ エコー画像の調整法

最適な画像を得るために必要な調整

　超音波診断装置は電源を入れればすぐに使用できますが、ある程度の画像調整を行わなければ最適な画像を得ることはできません。また、操作パネルの使用法も会得しておく必要があります。ここでは、最低限必要な画像調整法や操作パネルのおもな機能について解説します。

操作パネルのおもな機能

　一般的な汎用超音波診断装置の操作パネルを図1に示します。操作パネル上のボタンなどのうち、とくに使用することの多い機能について次ページから解説します。

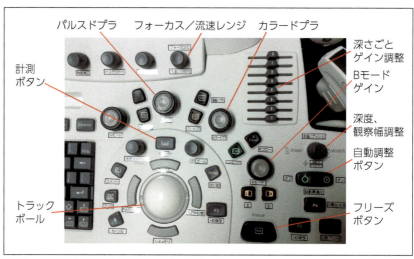

図1　一般的な汎用超音波診断装置の操作パネル

▶Bモードゲイン

　画像の明るさを調整します。ゲインは、小さいと画像が暗く、大きいと画像が明るくなります。必要に応じて画像の隅にあるグレースケールを参考にして調整します。グレースケールのもっとも明るい色と画像内のもっとも明るい部分の色を合わせて血管内腔は無エコーに近いようなゲイン調整を行うと、明瞭な画像が得られます（図2）。

▶フォーカス

　超音波診断装置には、カメラのレンズのようにエコー画像のピントを合わせるためのフォーカス調整機能がついています。フォーカス調整は画像の深さ方向（上下方向）に有効であり、目的とする断層像が得られたら、さらに観察したい部分（深さ）にフォーカス点を調整します（図3）。

▶ダイナミックレンジ

　超音波診断装置では、得られたシグナルの強弱で白黒の濃淡を使ってエコー画像のコントラストを表現しています。ダイナミックレンジでこの白黒の微妙な差を調整することで、画像の質感を調整します。ダイナミックレンジが

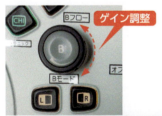
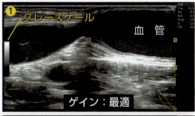
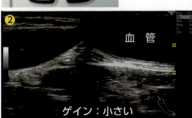
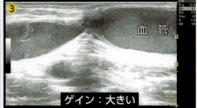

図2　Bモードゲインの調整（長軸像）
① ゲイン調整は最適であり、グレースケールのもっとも明るい色が画像内のもっとも明るい部分の色と合い、血管内腔は無エコーに近い。
② ゲインが小さいため、画像全体が暗く、血管内腔と血管壁の境界も不明瞭。
③ ゲインが大きいため、血管壁と周囲組織の間が白く飽和しており、構造が不明瞭。

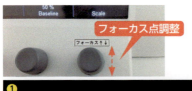
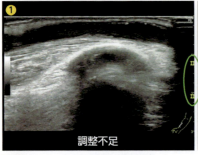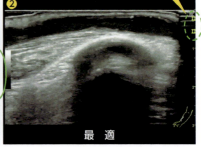

図3 フォーカスの調整（長軸像）
① 観察したい血管長軸像の深さにフォーカスが合っておらず、血管壁などの構造がぼやけている。
② フォーカスの調整が最適であるため、血管壁などの詳細な構造が明瞭に描出されている。

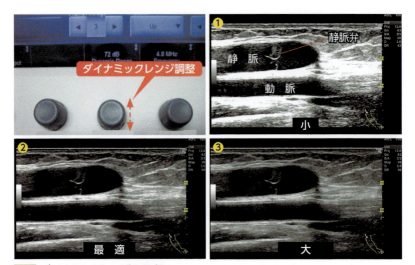

図4 ダイナミックレンジの調整
① ダイナミックレンジが小さいため、血管壁の層構造が白くつぶれてしまっている。
② ダイナミックレンジは最適で、血管壁の層構造が明瞭であり、微細な濃淡も識別可能となっている。
③ ダイナミックレンジが大きいため、血管壁の層構造が不明瞭であり、静脈弁の構造も不明瞭となっている。

大きいと、白黒の細かな差が画像で表現されますが、境界が不明瞭になり淡くモヤッとした像になります。反対にダイナミックレンジが小さいと、白黒の差がはっきりと表現されますが、輝度が高いところでは白くつぶれたり微細な質感は表現されなくなったりします（図4）。ダイナミックレンジは、最適な像が得られるように設定しておき、症例に応じて必要であれば微調整します。

▶カラードプラ

　カラードプラのオン・オフとカラーゲイン（明るさ）の調整を行います。カラードプラの強弱はゲイン調整で行いますが、血流シグナルが血管内腔からはみ出さず、かつ正常な血管では血流シグナルが血管内腔を占めるような調整を行います（図5、WEB1）。

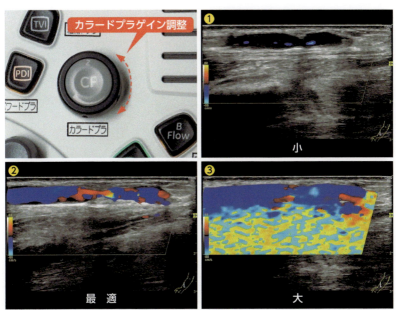

図5　カラードプラゲインの調整（WEB1）
❶カラードプラゲインが小さいため、血管内腔の血流シグナルが乏しい。
❷カラードプラゲインは最適で、血流シグナルが血管内腔を占め、かつ血管外に血流シグナルがはみ出していない。
❸カラーゲインが大きいため、カラードプラのノイズが多く、血流シグナルが血管外にはみ出しており、真の血流診断が困難となっている。

カラードプラでは、スイッチを入れるとROI（region of interest）と呼ばれる四角い枠が表示され、その枠内の血流シグナルが色として表示されます。カラードプラは、救急車のサイレンのように音が近づいたり（音の周波数が高くなる）遠ざかったり（音の周波数が低くなる）する原理を応用し、移動して反射音が変化した血流情報（おもに赤血球が移動した際のシグナル）を色として表現します。一般的には、プローブ側に近づくと赤系統、遠ざかると青系統で表示され、さらに流速が速ければ明色系で表現されます。当然ながら、機器のほうで「音が移動した」と認識できないとドプラ信号は得られないため、超音波ビームに対し垂直に進むような血流シグナルは信号としてとらえづらく、カラードプラのシグナル（色）も方向性がわかりづらくなります。

　シャントエコーの場合、比較的皮膚表面に近い血管を描出するため、血管が超音波ビームに対して垂直に描出されることが多く、血流表示としてシグナルをとらえづらく問題になることがあります。この場合、①プローブを血流方向に傾けて血管を斜めに描出する方法と、②スラント機能（slant＝傾斜）と呼ばれる、ROIに角度をつけてドプラシグナルを得る方法があります（図6、

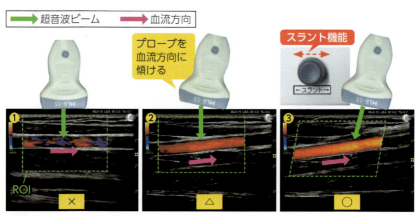

図6　カラードプラの原理と血流シグナルをとらえるコツ（WEB 2）
❶ 超音波ビームと血管走行が垂直であるため、血流方向が認識しづらく、シグナル（色）も出づらい。
❷ プローブを血流方向に傾けると、血管が斜めに描出され、シグナルが得られやすくなる。
❸ カラードプラのスラント機能を用いて血流方向に超音波ビーム（ROI）を近づけると、シグナルが明瞭に表示される。

WEB 2）。この二つの方法を併用して行うと、血流シグナル表示はより効果的に得られ、血流方向もわかりやすくなります。

▶パルスドプラ

　パルスドプラのオン・オフとゲイン調整などを行います。

　パルスドプラのスイッチを入れると、パルスドプラのラインとともにサンプルゲート（サンプルボリューム）と呼ばれる血流シグナルをとらえる表示が現れます。このサンプルゲートを血管内に移動させて、ドプラ波形を得ます。パルスドプラ波形では、血流速度や、シャントエコーでとくに重要な流量計測を行う際の平均血流速度が算出できます。血流速度を正確に算出するためには、超音波ビームを血管の走行に近づける必要があります。そのためには、①血管が超音波ビームに対して斜めに描出される部分を探す、②カラードプラのときと同様に、プローブを傾けて血管を斜めに描出する、③パルスドプラのスラント機能を用いてパルスドプラの波形を得る、などのテクニックを駆使してパルスドプラの超音波ビームが血管の走行になるべく近づくようにします。それでも血管の走行と超音波ビームを同一にすることは困難であり、そのままだと正確な流速計測ができません。そこで、角度補正機能を用います。角度補正のツマミを動かすと、サンプルゲート部分からノッチのようなラインが出てきます。このラインと血管走行を同一（平行）にします。最後に流速レンジやベースラインを調整して、パルスドプラ波形が折り返しなく表示されるようにします（図7、WEB 3）。

　超音波診断装置では、超音波ビームと血管（角度補正のライン）のなす角から計算式で補正した流速が算出されます。この角度補正機能は正確な流速を求めるうえで欠かせない機能ですが、角度補正は少ないほうが真の流速値に近く、基本的なルールとして角度補正はかならず60°以内にします。60°を超える角度補正は実際の流速に比べて誤差が多く、正確な流速ではなくなります[1]。前述したように、血管を斜めに描出したりスラント機能を使ったりして、角度補正を最小限にとどめることが肝要です。

▶流速レンジ

　カラードプラやパルスドプラの流速レンジ（血流速に応じたドプラシグナルのスケール）を調整します。カラードプラでは、血管内腔の血流シグナル

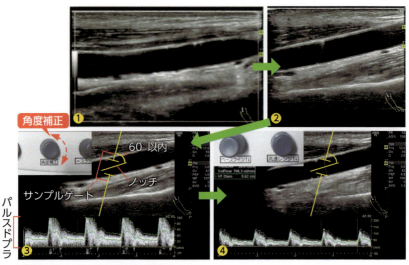

図7 パルスドプラの調整（WEB 3）
① 蛇行がなく斜めに描出されやすい部分を長軸像で探す。
② 用手的にプローブを傾け、血管をさらに斜めに描出する。
③ パルスドプラのスラント機能も用いて、角度補正60°以内でドプラ波形を得る。
④ 流速レンジとベースラインを調整して折り返しのない波形を得る。

に折り返しがなく、かつ血流シグナルが血管内腔全体を占めるような調整を行います（図8、WEB 4）。

自動調整機能

　最近の超音波診断装置は、自動調整機能（図9）がついているものが多くなりました。以前はこの自動調整機能はBモード断層像の調整に限られていましたが、最近はパルスドプラ波形の調整など、多岐にわたる機能の調整が可能になっています。とくにパルスドプラでは調整が面倒な場合が多いため、自動調整機能を積極的に用いることでより簡便にバスキュラーアクセスの評価を行うことが可能です。

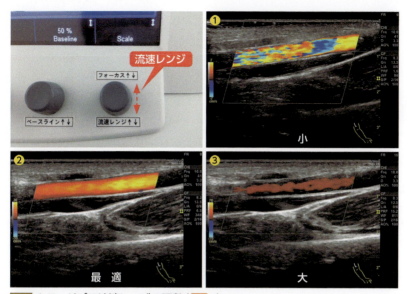

図8 カラードプラ流速レンジの調整（WEB 4）
❶ 流速レンジが小さいため、折り返し現象により血流方向がわかりづらい。
❷ 流速レンジは最適であり、すべて同一方向の色表示で血流シグナルが血管内腔を占めている。
❸ 流速レンジが大きいため、すべて同一方向の血流表示だが、血管内の血流シグナルがところどころ欠損している。

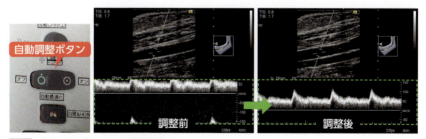

図9 パルスドプラでの自動調整例
調整後は、パスルドプラの位置が調整されている。

引用・参考文献

1) Smith, HJ. Quantitative Doppler flowmetry. I. Construction and testing of a duplex scanning system. Acta. Radiol. Diagn. 25(4), 1984, 305-12.

プローブをとおしてみる患者さんの透析人生

津みなみクリニック総看護師長
坂田久美子

　かねてより当院では、シャントエコーには医師が携わっており、「看護師はシャント音を聴いて視診・触診でシャントの状態を判断するだけ」と認識していました。それでも私は、医師によるエコー検査が始まると、超音波診断装置の準備をしながら、もっとも画面が見やすい位置に立ち、医師が今どこにプローブを当てていて、血管がどのように映し出されるのかを真剣に観察していました。

　そんなある日、透析室での勤務中に、とても不安そうな表情をした患者さんから「シャントが詰まったみたい。私のシャントはどうなっているの？　早くみて。あなたがみてよ」と言われたのです。そこで私は、はじめてプローブを握りました。それまでずっと医師のエコー検査を見ていたからでしょうか。どうにか血管を描出することができました。幸いにも閉塞はしていませんでした。画面を見ながら患者さんに所見を伝えると、「あなた、すごいな。よくわかった。先生に言いにくいことも看護師のあなたには言いやすいし、エコーをしてもらっているあいだに気分が落ち着いた」と言われました。そのときに、「もっと勉強して、エコーを使いこなせるようになり、患者さんを安心させたい」と思いました。

　それからというもの、時間があれば上肢の血管の解剖や基本的なエコー操作などを勉強するのが楽しみになり、穿刺困難や静脈圧の上昇、脱血不良、シャント肢の疼痛、止血時間の延長など、シャントに変化がみられると、すぐにエコー検査を行うようになりました。はじめはプローブを強くシャント肢に押しつけすぎてしまったり、血管描出に時間がかかったりして、「あれ？　え？」などの言葉を発して患者さんを不安な気持ちにさせることも多かったです。エコー検査では、患者さんを安心させるような声かけも大切なことだと学びました。

　シャントは透析患者さんの命綱です。シャントを診ることは、患者さんの透析人生をみることともいえます。そして、シャント音だけでなく、患者さんの声を聴くことが大切です。これは看護師のもっとも得意とする分野であり、看護師がプローブを持つメリットはそこにあるのだと思います。はじめてプローブを握ったあの日のことを忘れず、さらにシャントエコーが上達するよう精進していきたいと思います。

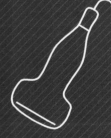

第3章

プローブを持ってみよう

穿刺者の姿勢

穿刺者の視線を血管と同一線上に置く

　穿刺を行う前の事前準備として、穿刺者はできる限り周囲の環境を自分に合わせて整え、穿刺しやすい姿勢を確保すべきです。その際、自分の視線を患者の血管と同一線上に置くとよいでしょう。

　図1の中央に、穿刺時の正しい姿勢と視線を示します。穿刺者の視線が血管と同一線上にあることで、視覚的に適切な穿刺方向と穿刺角度を認識しやすくなります[1]。また、穿刺針を刺入する際にも無駄な動きを最小限に抑えることができ、刺入時の力の入れ具合や動きの微調整が行いやすくなります。一方、図1の左右の写真は、それぞれ姿勢が左右に傾いています。こ

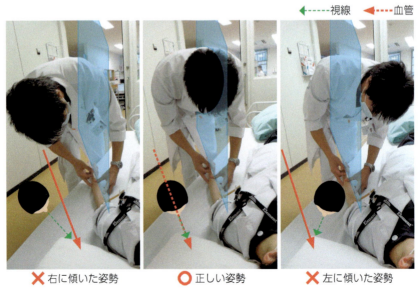

図1 穿刺者の姿勢と視線（文献1より改変）

のような姿勢では、穿刺者の体や腕の向きに対して視線が斜めから入ってしまうため、穿刺時にも視覚的な誤認が生じやすいです。穿刺する血管に対する穿刺者の姿勢および位置関係は、穿刺の成功率を上げるうえで大きなポイントとなります[1～3]。

エコーガイド下穿刺を行う場合の姿勢

エコーガイド下穿刺を行う場合でも、一般的なブラインド穿刺と同様に視線を血管と同一線上に置くべきです。エコーガイド下穿刺では、エコーが映し出されるディスプレイと実際に穿刺を行う手元を交互に見なければならず、その作業負荷が穿刺の安定性に大きく影響します。したがって、視線の移動を最小限に留めて各操作を行えるよう、穿刺の対象となる血管に加え、超音波診断装置も視線の方向に配置しなければなりません。

図2に患者と穿刺者、および超音波診断装置の配置例を示します。穿刺する方向と反対側に超音波診断装置を配置するような間違いを起こさないためにも、これらの位置関係は、穿刺を行う事前準備としてかならず心がけておきたいポイントです。

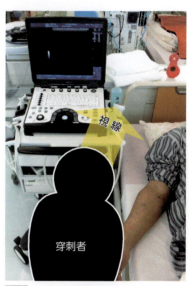

図2 シャント血管に対する超音波診断装置の配置（文献1より改変）

引用・参考文献
1) 人見泰正. "エコーガイド下穿刺：基本的要素と機器の選択". 春口洋昭編著. 透析スタッフのためのバスキュラーアクセス超音波検査. 東京, 医歯薬出版, 2017, 97-8.
2) 前波輝彦ほか. 特集：インターネットでシャント音も聴ける！ 穿刺時アセスメントみる・きく・さわる. 透析ケア. 13(6), 2007, 540-84.
3) 中山重雅ほか. 特集：このバスキュラーアクセスにどう刺す？ シャント肢アセスメント練習帳. 透析ケア. 19(7), 2013, 621-73.

② プローブの種類と特徴

おもなプローブは3種類

表1に示すとおり、超音波はプローブから発信された周波数が高いほど深部への到達距離は短くなりますが、画質は鮮明になるという性質を有しています。周波数の高低はプローブの種類によって決定され、またプローブは目的に応じた形状があるため、検査の目的に合った使い分けが必要となります。

表2に、一般的なプローブの種類と中心周波数、および用途の特徴を示します。一般的に広く使用されているプローブは、リニア型、コンベックス型、セクタ型の3種類です。リニア型は血管・体表用で浅部の観察に優れる

表1 周波数と分解能

周波数	分解能（画質の鮮明さ）	測定可能深度
高 い	細かい	浅 い
低 い	粗 い	深 い

表2 プローブの種類と中心周波数および用途

リニア型	コンベックス型	セクタ型
血管・体表用	腹部用	心臓用
2.5〜18MHz	2.5〜7.5MHz	2.0〜7.5MHz
接地表面付近の視野幅を大きくとることができる。周波数が高く、浅部の観察に適している。	接地面が広く、深部で広角に視野が得られる。広範囲の観察に適している。	接地面がきわめて小さく、深部になるほど扇状に広い視野が得られる。肋間など、隙間からの観察に適している。

ため、高い周波数に設定されているものが多いです。コンベックス型は腹部臓器の観察に用いられます。超音波を発信するプローブ先端の接地面の口径が広い分、広範囲の視野が得られます。また、比較的深部の観察にも用いられるため、3〜7MHz程度の周波数に設定されていることが多いです。セクタ型は超音波の発信領域が狭く、肋間から心臓を観察するのに適した構造となっています。視野が深部にかけて扇状に広がるのが特徴です。

エコーガイド下穿刺に適したプローブ

　エコーガイド下穿刺の場合、標的となる血管は深くとも皮下2cm以内に位置します。したがって、できる限り高周波リニアプローブを選択することが推奨されます。図に、当院で使用している高周波リニアプローブとホッケー型超高周波リニアプローブを示します。一般的な高周波リニアプローブのほうが操作性に富んでおり扱いやすいですが、走査範囲が狭い箇所で穿刺を行う場合は、ホッケー型超高周波リニアプローブを使用することもあります。現状では、ホッケー型超高周波リニアプローブは、特定のメーカーからのみ販売されています。

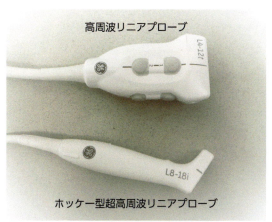

図 当院においてエコーガイド下穿刺に使用しているプローブ

③ プローブの持ち方と皮膚への当て方

プローブの持ち方

　プローブは、小気味よく長軸と短軸の切り替えができ、保持したい画面を安定して描出し続けられるように持つことが理想といえます。**図1**に、初心者がやってしまいがちな悪いプローブの持ち方を示します。比較的多く見受けられるのが、親指と人差し指、中指の3本の指先だけでプローブを固定していたり（**図1左**）、掌全体でプローブを握って固定していたりする方法です（**図1右**）。どちらの持ち方も操作性が悪く、長軸と短軸の切り替えに不向きです。また、このような持ち方では、目的とする部位を描出できたとしても、その箇所で安定してプローブを固定することはむずかしいといえます。

　プローブの持ちやすさや取り扱いやすさは使用者個々によっても違いがあるため、必ずしも強制ではありませんが、基本的には親指から薬指までの4本の指を軸にプローブを持ち、小指は患者の皮膚に沿わせてゼリーによる滑

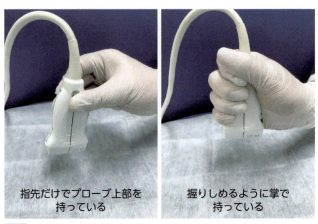

指先だけでプローブ上部を持っている　　　握りしめるように掌で持っている

図1 悪いプローブの持ち方

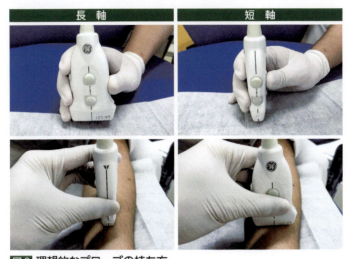

図2 理想的なプローブの持ち方
4本の指先を支点にして、細かい動きに対応できる持ち方。小指は皮膚とプローブとの間の動作を制御するのに用いる。

りを抑止するようにすると、全体の動きがコントロールしやすくなります。プローブ保持の支点はそれぞれの指先に置き、走査の際には指関節をうまく動かしながら目的の画像を追いかけるのが基本です。図2に理想型に近い持ち方を示します。

プローブによる皮膚圧迫の程度

　一般的に、静脈血管は軽い圧迫でもつぶれやすいため、エコー走査をする際はできるだけ圧迫を加えないことが基本です。しかし、エコーガイド下穿刺の場合、穿刺時にかならず駆血を行います。したがって、多少の圧迫であれば血管腔が押しつぶされることはないため、プローブによる圧迫を過度に気にする必要はありません。逆にある程度の圧迫を加えて血管までの距離を狭めて穿刺針の到達距離を縮めることも、走査技術の一つとして覚えておくとよいでしょう。プローブと皮膚の接触面に隙間ができない程度に、しっかりとプローブを皮膚に押し当てて穿刺を行うべきです。

ゼリーの種類と塗布方法

ゼリーの種類

　エコーガイド下穿刺には、感染を予防する目的で、基本的に滅菌済みのエコー専用ゼリーを使用することが推奨されます。しかし、滅菌済みのゼリーは高価であるため、購入がむずかしい場合はポビドンヨード（イソジン®）を代用するという選択肢もあります。
　滅菌済みのエコーゼリーを使用する場合は、購入するゼリーの硬さに注意が必要です。エコーゼリーには、軟らかいタイプのものから硬いタイプのものまでいくつかの種類があります。エコーガイド下穿刺の場合は、湾曲した腕の表面にプローブ接地面を密着させる必要があるため、エコーゼリーは形状が保持されやすい硬いタイプの製品を選ぶとよいでしょう。

ゼリーの塗布方法

　ゼリーは、穿刺時にプローブ走査をする部位へ限局的に塗布するのが基本です。穿刺のためにプローブ走査をする範囲はそれほど広くないため、広く塗りすぎないことがポイントとなります。エコーゼリーを塗りすぎることで、プローブ以外の医材や消耗品にゼリーが付着したり、拭き取りが疎かになり針や血液回路のテープ固定が甘くなったりする可能性があります。抜針のリスクを高める危険性もあるため、注意が必要です。
　滅菌済みのゼリーの代わりにイソジン®を代用しても、多くの場合は問題なくエコーガイド下穿刺が施行できます。しかしどちらの場合も、次ページに示すように感染対策としてプローブを滅菌フィルムドレッシングで覆う必要があります。プローブとフィルムドレッシングとの間に空気が混入しないように貼りつけるのがポイントです（当院でもエコーガイド下穿刺時にこの

方法を採用しています）。

未滅菌エコーゼリーとイソジン®を使用したエコーガイド下穿刺の準備方法

①プローブの接地面に薄くエコーゼリー（未滅菌のもの）を塗布する（図-❶）。

②塗布したエコーゼリーの上から滅菌されたフィルムドレッシングを貼りつける（図-❷）。

③プローブとフィルムドレッシングとの間に混入した空気を取り去る（プローブとフィルムドレッシングとの間にエコーゼリーを塗布することで、プローブの接地面に弾性が得られ、イソジン®を使用してもプローブと皮膚との間に十分な接点が得られる）（図-❸、❹）。

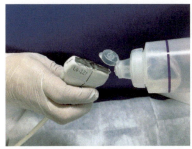

❶プローブの接地面に薄くエコーゼリーを塗布する

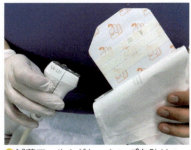

❷滅菌フィルムドレッシングを貼りつける

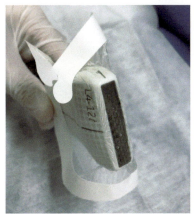

❸気泡が混入しないよう気をつける

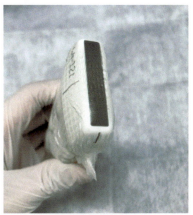

❹混入した気泡を取り除く

図 プローブの準備（WEB 1）

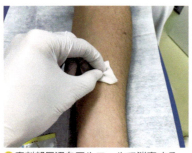
❺ 穿刺部周辺をアルコールで消毒する

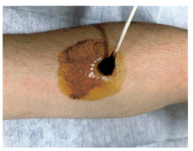
❻ エコーゼリーの代用として用いるため、イソジン®をたっぷりと塗布する

図 プローブの準備（WEB 1）

④穿刺部周辺をアルコールなどの消毒薬で消毒する（図-❺）。
⑤消毒後、その上からイソジン®を塗布する（イソジン®は薄くのばしすぎるとすぐに乾いてしまい、プローブと皮膚接触面への空気混入の原因となるため、たっぷりと塗布する、図-❻）。

⑤ 邪魔なプローブコードの取り扱い

　プローブ走査をする際に、プローブコードが邪魔にならないように取り回しに配慮することも操作上の重要なポイントです。とくに初心者は見落としがちですが、プローブコードには相応の重さがあるため、何の配慮もしない場合、コードの重さが走査に影響を及ぼします。また、エコーガイド下穿刺の場合、プローブコードが患者の穿刺部に触れてはなりません。
　図に示すように、プローブコードを穿刺者の首から回したり、超音波診断装置の取っ手などに引っかけたりして、手元にコードの余計なテンションがかからないように、また、患者の穿刺部に触れないように、取り回しを工夫するとよいでしょう。

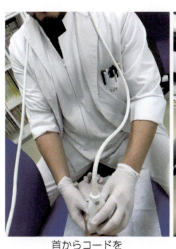
首からコードを
回して持つ

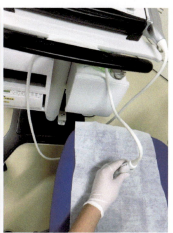
装置の取っ手にコードを
引っかけて持つ

図 プローブコードの取り扱い

⑥ 使用後のプローブの取り扱いと禁止事項

使用後のプローブの取り扱い

　プローブ走査終了時には、プローブを洗浄し、次の患者に速やかに使用できる状態を担保しておく必要があります。当院では、プローブに取りつけたフィルムドレッシングをていねいに剝がし、消毒洗浄剤でプローブ本体とプローブコードを消毒し、所定の位置に戻すようマニュアル化しています。もしプローブに体液や血液などの有機物が付着した場合は、浄化水で洗い流し、滅菌済みの布やガーゼでプローブ表面の水を拭き取るようにしています。洗浄した場合は、洗浄後にしっかりとプローブを乾燥させ、最後にプローブに破損や変形、剝離がないことを確認します。また、プローブが感染源になるおそれがある場合などは、必要に応じて消毒または滅菌を行います。

プローブに対して行ってはいけないこと

　プローブ先端の接地面には、幅1mm以下の間隔で短冊状に多数の振動子が配列されています。振動子は超音波を発生させる重要な部分であり、非常に精密な構造であるため破損しやすいです。したがって、プローブは、誤って落下させたり、安易に扱って硬いものにぶつけたりしないよう、取り扱いには十分な注意が必要です。プローブが破損した場合、破損した振動子からは超音波を送受信できないため、破損部の画像は黒く線状に抜けてしまいます。超音波診断装置を扱う人は、プローブが衝撃に弱く容易に破損する可能性があることを十分に理解しておく必要があります。
　なお、使用前や使用後、もしくは使用中にプローブケーブルの破損やプローブの欠けやひび割れ、および表面の異常高熱などを発見した場合には、ただちに使用を中止して装置メーカーに修理・交換を依頼しましょう。

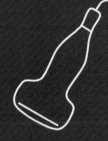

第4章

シャントエコーに役立つ解剖

① 上肢の動脈と静脈の構造

バスキュラーアクセス管理に必要な解剖の理解

　バスキュラーアクセス(vascular access；VA)を作製する場合、血管走行に関する知識が必須となりますが、VA管理においてもある程度、血管走行のパターンを知っておくことが重要です。血管だけでなく周囲の組織(とくに筋肉や神経)との関係性を理解しておくと、さらに深くVAを知ることができます。

動　脈

　上肢の動脈は、心臓に近い部位から鎖骨下動脈、腋窩動脈、上腕動脈と名称を変えます。ここまではほぼ一本道となっています。鎖骨下動脈は、第一肋骨の外側縁で腋窩動脈となり、大円筋の下縁を通過した後に上腕動脈と呼ばれるようになります(図1)[1]。上腕動脈は、上腕静脈と正中神経とともに上腕二頭筋の内側縁に沿って下行します。上腕動脈と橈骨動脈や尺骨動脈をバイパスする側副動脈もあり(図2)、これらの側副動脈があるために上腕動脈を肘部で切断しても手指が壊死しない仕組みになっています。これらの動脈の名称を覚える必要はありませんが、このように側副動脈があることは知っておきましょう。

　上腕動脈は、肘の3cm程度末梢で橈骨動脈と尺骨動脈に分岐します。前腕には2本の骨があり、親指側を橈骨、小指側を尺骨といいます。橈骨動脈は橈骨に沿って走行する動脈で、脈拍をとるときに触れる動脈です。尺骨動脈は尺骨に沿って走行しています(図3)。

　橈骨動脈と尺骨動脈は、手のひらで2本の手掌動脈弓(浅掌動脈弓と深掌動脈弓)によって接合しています(図4)[1]。動脈弓からは手指への動脈が分

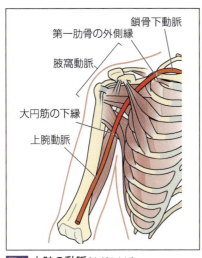

図1 上肢の動脈（文献1より）

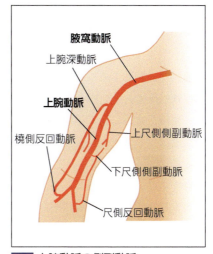

図2 上腕動脈の側副動脈

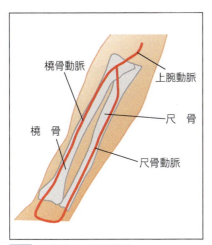

図3 橈骨動脈と尺骨動脈

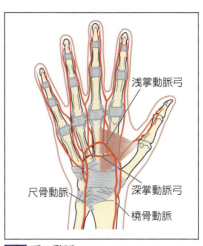

図4 手の動脈（文献1より）

岐し、手指の血流を担っています。手掌動脈弓があることで、橈骨動脈、尺骨動脈のどちらかが閉塞した場合でも、手指の血流が途絶えない仕組みとなっています。

静　脈

　静脈は動脈よりやや複雑で、かつバリエーションが多いのが特徴です。静脈は壁が薄く、ところどころに静脈弁を有します。静脈は拍動していないため、血液を中枢に送り込むことはできません。動脈血の勢いで静脈に流入した血液は、いったん静脈弁でストップし、末梢に逆流しない仕組みになっています（図5）。

　静脈には、皮下の静脈と深部の静脈の2種類があります。深部静脈は動脈と並走します（図6）。鎖骨下動脈、腋窩動脈、上腕動脈、橈骨動脈、尺骨動脈に併走する静脈をそれぞれ鎖骨下静脈、腋窩静脈、上腕静脈、橈骨静脈、尺骨静脈と呼びます。上腕静脈、橈骨静脈、尺骨静脈はそれぞれ2本ありますが、2本の静脈の間は何ヵ所かで交通しています（図6）。

　皮下静脈はバリエーションが多いですが、橈側皮静脈、尺側皮静脈、肘正

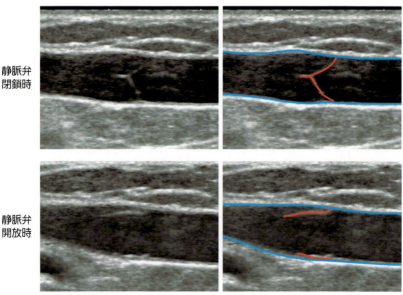

図5　静脈弁

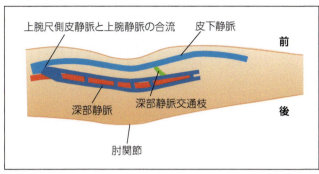

図6 皮下静脈と深部静脈
皮下静脈は肘関節の約3cm末梢で深部静脈交通枝(穿通枝)を介して深部静脈と交通している。深部静脈は動脈を取り囲むようにして走行している。

中皮静脈の三つを覚えておくとよいでしょう。肘関節の約3cm末梢で皮下静脈と深部静脈が交通しており、この静脈を深部静脈交通枝または穿通枝と呼びます(図6)。皮下静脈の深部静脈への合流は、この部位のほかに尺側皮静脈が上腕静脈に流入する部位にも見られます。

前腕橈側皮静脈は肘中枢で上腕橈側皮静脈へと名称を変え、皮下の比較的浅い位置を走行します。上腕二頭筋の外側縁に沿って上昇し、筋膜を貫いて三角筋と大胸筋の間に入ります。その後、鳥口突起と鎖骨との間で腋窩静脈に流入します。この部位の上腕橈側皮静脈は湾曲しているため、cephalic archと呼ばれます。肘正中皮静脈は肘上部で尺側皮静脈と合流し、そのまま皮下を走行しますが、上腕橈側皮静脈と異なり、かなり深い位置を走行するため、穿刺には適していません。静脈の解剖に関しては、次ページからの「第4章-2 自己血管内シャント(AVF)と人工血管内シャント(AVG)の構造」でくわしく説明します。

引用・参考文献
1) 春口洋昭. シャントをイメージしてみよう：シャントの理解に必要な血管の解剖. 透析ケア. 22(7), 2016, 622-6.

② 自己血管内シャント(AVF)と人工血管内シャント(AVG)の構造

自己血管内シャントの構造

　自己血管内シャント(arteriovenous fistula；AVF)は、前腕で橈骨動脈と橈側皮静脈を吻合して作製することが多いです。そのほかにはタバコ窩の動静脈で吻合するタバチエール内シャント(図1)[1])や、尺骨動脈と尺側皮静脈を吻合するシャント(図2)もあります。やや特殊なシャントですが、橈骨動脈と尺側皮静脈を吻合するシャントもあります(図3)。

▶前腕末梢に作製した自己血管内シャントの構造

　通常、AVFは手関節の約2～3cm中枢に作製します。橈骨動脈に縦にスリットを入れ、やや斜めにカットした橈側皮静脈を吻合することが多いです(図4)。

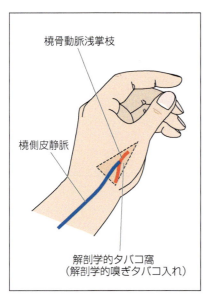

図1 タバチエール内シャント(文献1より)

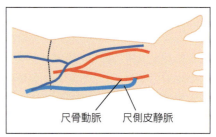

図2 尺側AVF

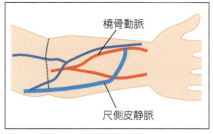

図3 橈骨動脈と尺側皮静脈の吻合

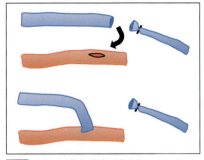

図4 AVFの吻合（側端吻合）
側端吻合の場合は、静脈を切断して末梢側の静脈を結紮し、静脈の断端と動脈の側で吻合する。

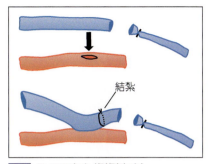

図5 AVFの吻合（側側吻合）
側側吻合の場合は、静脈を切断して末梢側の静脈を結紮する。静脈の側と動脈の側で吻合し、静脈の末梢側は結紮して、機能的には側端吻合と同じになる。

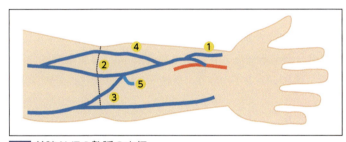

図6 前腕AVFの静脈の走行

そのほか、橈骨動脈に縦にスリットを入れるのは同じですが、橈側皮静脈にも同じようにスリットを入れて、それぞれの側面で吻合する方法もよくとられます（図5）。この際、橈側皮静脈の末梢を結紮切断して中枢側だけにシャント血を流す方法と、橈側皮静脈の末梢も残す方法があります。後者はシャント血が末梢にも流れます。理論的には動脈端－静脈側や動脈端－静脈端の吻合も可能ですが、いずれも末梢の動脈を結紮するため、一般的には行われません。吻合径は6～7mm程度とするのが一般的です。

吻合部からすこしずつ中枢側に血管を追ってみると、吻合部の2～3cm程度中枢に手背から合流する血管を認めることがあります（図6-①）。その後、何本かの静脈を分岐して肘関節に到達します。肘関節の約3cm末梢で、橈側皮静脈（図6-②）と尺側を走行する肘正中皮静脈（図6-③）に分岐します。

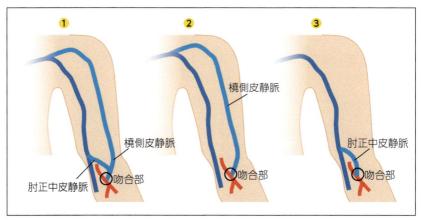

図7 肘部のシャントの種類

また、橈側を上腕まで単独で走行する静脈を有することもあります（図6-④）。肘分岐部には、深部静脈と表在静脈の交通枝（深部静脈交通枝）を認めます（図6-⑤）。一部のシャント血はこの静脈を介して、深部の静脈（動脈と並走）に流入します。肘部の血管が閉塞した場合、シャント血が深部静脈交通枝に流入して閉塞を免れることがあります。

▶肘に作製した自己血管内シャントの構造

　肘窩のAVFは、概ね三つのパターンに分けられます（図7）。いずれも吻合する動脈は上腕動脈または分岐直後の橈骨動脈になります。

　一つ目は、吻合部の中枢で肘正中皮静脈と橈側皮静脈に2分岐している場合です（図7-①）、このAVFは、肘部の深部静脈交通枝と吻合することが多いです。シャント血は肘正中皮静脈と上腕橈側皮静脈の2方向に流れます。とくに上腕動脈に吻合しているシャントは、過剰血流を来すことが多いため注意が必要です。穿刺は、肘正中皮静脈で脱血し、橈側皮静脈で返血することが多いです。橈側皮静脈の中枢に狭窄が生じると静脈圧が上昇するため、その場合は橈側皮静脈で脱血し、肘正中皮静脈で返血します。

　二つ目は、橈側皮静脈のみにシャント血が流れている場合です（図7-②）。もともと肘正中皮静脈が存在しない場合や、肘正中皮静脈が非常に細いため結紮してすべての血流を橈側皮静脈に流す場合とがあります。脱血も返血も

橈側皮静脈に穿刺します。このシャントは、肩部で橈側皮静脈が腋窩静脈に流入する部位まで一本道であるため、途中のどこかに狭窄が生じると、シャント血流が低下して閉塞に至ることがあります。とくに橈側皮静脈が腋窩静脈に流入する部位（cephalic arch）の狭窄は、cephalic arch stenosis（CAS）と呼ばれます。CASが生じると、シャント静脈の内圧が上昇して硬く触れるようになります。静脈圧が上昇することが多いため注意しましょう。

　三つ目は、肘正中皮静脈にしかシャント血が流れていないような場合です（図7-❸）。このようなAVFでは、肘正中皮静脈で脱血しますが、しばしば返血側の穿刺困難を伴います。肘正中皮静脈の中枢の静脈である尺側皮静脈はかなり深い位置を走行しており、かつ静脈の両側に前腕内側皮神経が並走しているため、穿刺に適した静脈にはなりません。そこで、通常は皮下の非シャント静脈に返血します。

人工血管内シャントの構造

▶前腕の人工血管内シャント

　前腕の人工血管内シャント（arteriovenous graft；AVG）は、グラフトをストレートで移植する方法（ストレートグラフト）と、ループ状に移植する方法（ループグラフト）があります。ストレートグラフトの動脈吻合部はおもに橈骨動脈になります。尺骨動脈と吻合することも可能ですが、尺骨動脈は細い場合が多く、ほとんど吻合することはありません。ループグラフトは、肘関節の約3cm末梢の動脈と吻合します。上腕動脈に吻合する場合と、橈骨動脈に吻合する場合があります。

　前腕AVGでは、❶肘部の深部静脈、❷肘正中皮静脈、❸橈側皮静脈、❹上腕尺側皮静脈、❺上腕静脈のいずれかにグラフトを吻合します（図8）。すでに肘部でAVFが作製されている場合は、橈側皮静脈や肘正中皮静脈はグラフトの吻合に使用できないことが多いです。前腕AVGにおけるグラフトの静脈吻合部位は、肘の深部静脈（上腕静脈）か、上腕尺側皮静脈が大多数であることを知っておきましょう。

　AVGの血流方向は、左前腕AVGでは時計回り、右前腕AVGでは反時計回

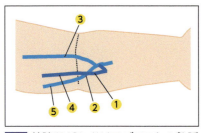

図8 前腕AVGにおけるグラフトの静脈吻合部位

グラフトの静脈吻合部位の候補として、❶肘部の深部静脈、❷肘正中皮静脈、❸橈側皮静脈、❹上腕尺側皮静脈、❺上腕静脈がある。

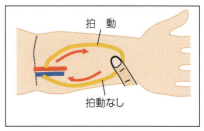

図9 前腕ループグラフトにおける血流方向の確認

グラフトの頂部を圧迫して拍動がある側が動脈側となる。

りであることが多いですが、その逆のAVGもあるため、血流方向をかならず確認します。グラフトの頂部を圧迫して拍動を認める側が動脈側になります（図9）。

▶上腕の人工血管内シャント

上腕に作製するAVGには定まった形がありませんが、動脈吻合は肘上の上腕動脈を使用することが多いです。静脈吻合部は、上腕尺側皮静脈が多用されます。原則的に動脈・静脈とも末梢側から作製することを踏まえると、ループ状の吻合になります。上腕の末梢側に良好な静脈がない場合は、腋窩静脈の近くにカーブ状にグラフトを移植します。

引用・参考文献

1）春口洋昭．シャントをイメージしてみよう：シャントの理解に必要な血管の解剖．透析ケア．22 (7), 2016, 622-6.

③ エコー画像で見る血管の解剖

上腕動脈と上腕静脈および上腕尺側皮静脈

　上腕部に短軸でプローブを当てると、画面上は動脈の両側に上腕静脈が見えます。静脈がやや浅い位置を走行しているため、某ねずみのキャラクターのように見えることもあります（図1）。動脈と静脈の違いがわからないときは、プローブで圧迫してみましょう。プローブの圧迫によって扁平になるのが静脈であり、変形しないのが動脈です（図2）。
　動脈内側のやや浅い位置に認める静脈は、上腕尺側皮静脈です。上腕動脈や上腕静脈と異なり、筋膜より浅い位置にあります。筋膜に注意して観察すると違いがよくわかります（図3）。

上腕動脈・深部静脈と筋肉の位置関係

　上腕動脈の内側（図4では画面の右側）には上腕三頭筋、外側（図4では画面の左側）には上腕屈筋群（上腕二頭筋、烏口腕筋）が描出されますが、筋肉

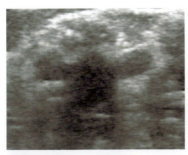 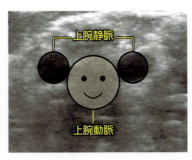

図1　上腕動脈と上腕静脈
上腕動脈に併走するように上腕静脈が2本あるため、動脈を顔、静脈を耳に見立てた某ねずみのキャラクターのように見えることがある。

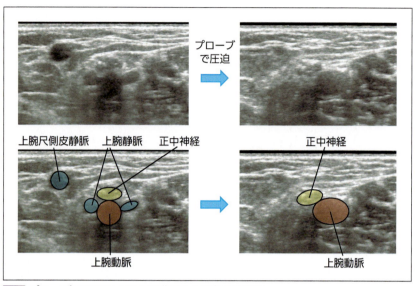

図2 プローブの圧迫による上腕動脈と上腕静脈の変化
プローブで圧迫すると、上腕動脈と正中神経は形が保たれるが、上腕静脈と上腕尺側皮静脈は圧排され、見えなくなる。

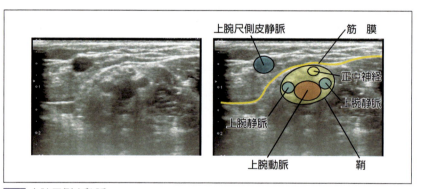

図3 上腕尺側皮静脈
上腕動脈、上腕静脈、正中神経は筋膜下にあり、鞘に包まれている。上腕尺側皮静脈は、筋膜よりも浅い位置を走行している。

の名称を覚える必要はありません。ただし、動脈および深部の静脈が筋膜下にあり、筋肉と筋肉に挟まれた三角形のエリアに位置することを覚えておきましょう（図4）。

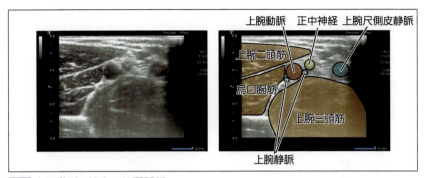

図4 上腕動脈と筋肉の位置関係

正中神経

　図4で示した筋肉と筋肉に挟まれた三角形のエリアには、正中神経が並走しています。正中神経は、上腕の中枢側では上腕動脈の外側（橈側）を走行しますが、上腕の中央部近くで上腕動脈と交差して内側（尺側）へ移動します（図5）。エコーで観察すると、上腕のやや中枢で上腕動脈の外側前面寄りに正中神経が描出されます。肘に近い部位では、正中神経は内側へ移動し、短軸像では動脈の内側に描出されます（図5）。

橈骨動脈と尺骨動脈

　上腕動脈を長軸で肘まで追ってみましょう。上腕部では内側からプローブを当てると血管が良好に描出できますが、肘では真上からプローブを当てるとわかりやすいです。上腕動脈は、肘関節の約3cm末梢で橈骨動脈と尺骨動脈に分岐します。すこしずつプローブを末梢に移動させると、分岐部を描出することができます（図6）。橈側に分岐する動脈が橈骨動脈、尺側に分岐する動脈が尺骨動脈です。分岐後はどちらの動脈もやや深い位置を走行するようになりますが、尺骨動脈がより深い位置に描出されます（図6）。

　橈骨動脈をエコーで追ってみると、動脈の両側に橈骨静脈を認めます（図7）。前腕中央部では筋肉に囲まれているため、圧迫しても橈骨静脈はや

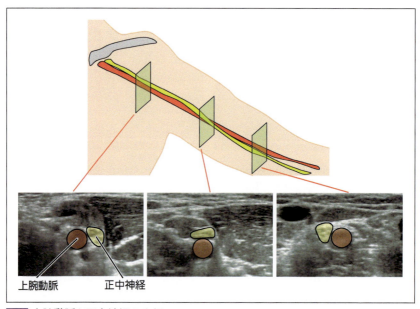

図5 上腕動脈と正中神経の走行
正中神経は、上腕の中枢部では上腕動脈の外側、中央部で動脈の真上を走行し、肘近くでは内側へ移動する。

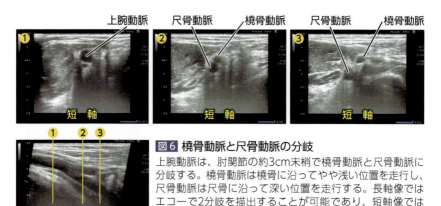

図6 橈骨動脈と尺骨動脈の分岐
上腕動脈は、肘関節の約3cm末梢で橈骨動脈と尺骨動脈に分岐する。橈骨動脈は橈骨に沿ってやや浅い位置を走行し、尺骨動脈は尺骨に沿って深い位置を走行する。長軸像ではエコーで2分岐を描出することが可能であり、短軸像では分岐後の橈骨動脈と尺骨動脈が描出できる。末梢に行くにしたがって両者は離れていく。

やつぶれにくいです。慣れてくれば橈骨動脈と橈骨静脈を間違えることはありませんが、橈骨動脈の位置を確認するにはカラードプラ法の使用が有用です。

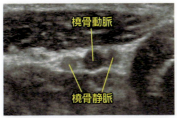 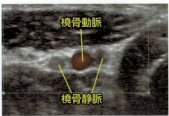

図7 Bモードとカラードプラ法での橈骨動脈のエコー画像
Bモードでも血管の位置や壁の性状で動脈を同定することは可能だが、カラードプラ法で描出すると動脈の同定が容易になる。

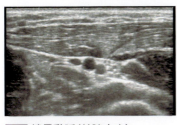 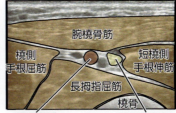

図8 橈骨動脈（前腕中央）
前腕中央部では、橈骨動脈はさまざまな筋肉に囲まれており、やや深い位置を走行している。近くに橈骨神経浅枝が走行する。

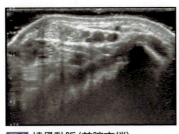 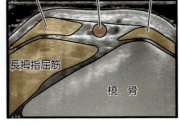

図9 橈骨動脈（前腕末梢）
手関節近傍では、橈骨動脈は薄い筋膜下を走行するため、エコーでも皮膚から1cm程度の深さに描出される。

　橈骨動脈は、末梢へ行くにしたがって浅い位置を走行するようになります。前腕中央部では厚い橈骨筋群の下を走行しますが、手関節の10cm程度中枢では橈骨筋群の筋膜直下を走行します（図8）。手関節に行くにしたがって筋膜は薄くなり、動脈は浅い位置を走行するようになります（図9）。このくら

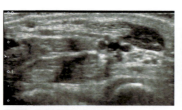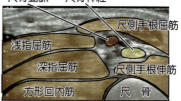

図10 尺骨動脈の走行
前腕の中央から手関節までは、尺骨神経は尺骨動脈の尺側に沿って走行する。

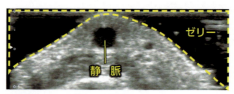

図11 エコーゼリーの使用
皮下静脈を観察するときは、エコーゼリーをたっぷり皮膚にのせて、静脈を圧迫しないようにしてプローブを走査する。

い浅い位置を走行するようになれば、触知が可能となります。
　尺骨動脈は、橈骨動脈よりも深部を走行しますが、末梢では浅い位置を走行します(図10)。

静　脈

　まず手関節付近で橈側皮静脈を観察してみましょう。動脈と異なり静脈は簡単に扁平化するため、図11のようにエコーゼリーを多く塗布します。短軸ですこしずつ中枢へプローブを動かすと、背側枝が合流するのがわかります(図12)。長軸にする場合は、分岐部の逆側からプローブを当てると、長い範囲で背側枝が描出できます。肘部は血管走行が立体的となり、バリエーションも多いですが、まず深部静脈から合流する静脈(深部静脈交通枝)を描出するのがよいでしょう(図13)。
　その後、橈側皮静脈と肘正中皮静脈の分岐を描出します。上腕橈側皮静脈

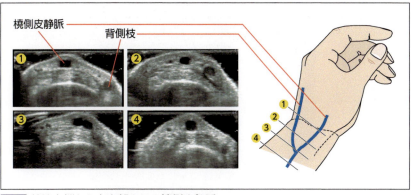

図12 前腕末梢から中央部までの橈側皮静脈

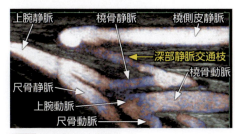

図13 深部静脈交通枝

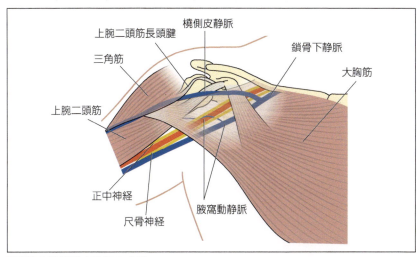

図14 上腕橈側皮静脈の走行

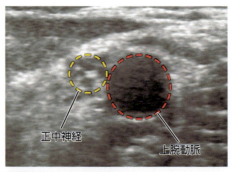

図15 正中神経(短軸像)
末梢神経は、多数の神経束がそれぞれ神経周膜で包まれている。これらは神経上膜で束ねられているため、短軸像ではれんこんの輪切りのようにいくつも孔が開いたように描出される。

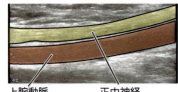 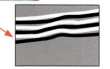

図16 正中神経(長軸像)
上腕中央部では、正中神経と上腕動脈が並走している。正中神経は、低エコーと高エコーの縞状に描出される。

は、上腕二頭筋の外側縁に沿って上昇しますが、さらに中枢では筋膜を貫いて三角筋と大胸筋との間に入ります(図14)。さらに中枢側ではカーブを描いて、腋窩静脈に流入します。エコーではこの部位まで観察できれば十分です。

神経の見え方

　正中神経などの太い神経は、短軸像ではいくつか黒い穴が開いたように見えるのが特徴です(図15)。れんこんや蜂の巣などと表現されることが多いです。長軸像では、白い繊維の間に黒い繊維があるように見えます(図16)。

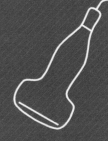

第5章

シャントの形態評価

① 短軸像の描出 （ファントムでの血管描出）

エコー画像の見え方

　実際の血管をエコーで見る前に、ファントムで血管がどのように見えるかを確認してみましょう。

　プローブの当て方としては、血管に対して垂直に当てる「短軸法」と、血管に対して平行に当てる「長軸法」があります。まずは短軸方向にプローブを当ててみましょう。エコーの性質として、水のような成分は黒く、骨や脂肪は白く描出されます。血管は、短軸像では黒く円形に見えます。エコー画像断面の上面が血管前壁、下面が血管後壁になり、その間が血管内腔です。前壁と後壁は良好に描出できますが、側壁の描出はやや不良となります(図1)。

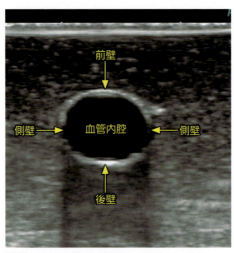

図1 短軸像での血管前壁・後壁と側壁の描出
短軸像では、血管前壁・後壁は良好に描出されるが、側壁の描出は不良となる。

プローブの動きとエコー画像との関係

▶プローブを左右に動かした場合

　プローブを左右に動かすと、円形の血管が画面の中央から端に移動します（図2）。通常、見たい血管は画面の中央に描出するため、血管が端に見えた場合はプローブを横にずらして血管を画面中央に描出しましょう。実際に自分が見ているのと同じ側に血管が描出されるようにプローブの左右を確認します。なお、プローブを血管に対して角度をつけて当てると、正円の血管が楕円形に変形するため、注意が必要です（WEB1）。

▶プローブを前後に動かした場合

　次に、プローブを前後に動かしてみると、血管径が同じであれば、ずっと同じような画面となります（図3）。血管が斜めに走行している場合は、プローブを前後に動かしただけでは画面上の血管は左右にずれてしまいます（図4）。このような場合は、プローブをすこし前後に動かして、画面上で血管の位置が移動するかどうかを確認します。血管が右に移動する場合はプローブをす

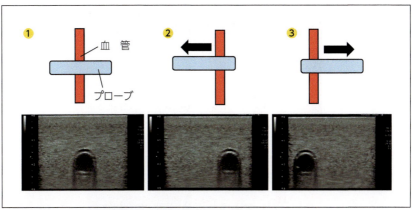

図2　プローブを左右に動かした場合の血管の見え方
短軸走査でプローブを左に動かすと（❷）、画面上の血管は右端に描出される。プローブを右に動かすと（❸）、血管は画面左に移動する。このように、画面上の血管はプローブを動かした方向と逆向きに移動する。プローブと同じ方向に血管が移動する場合は、プローブの向きが左右反対となっている。

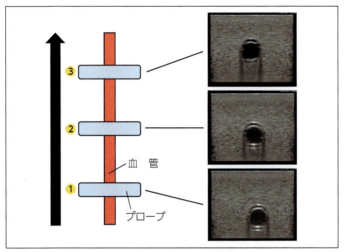

図3 プローブを前後に動かした場合の血管の見え方
短軸走査でプローブを前に進めた場合、血管が直線であれば、画面上のほぼ同じ位置に血管が描出される。このファントムでは手前（**1**）がやや深い位置にあるため、わずかに深さが変化している。

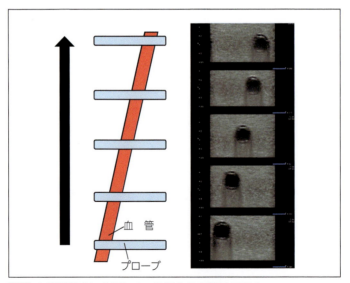

図4 血管が斜めに走行している場合の血管の見え方
血管が斜めに走行している場合に短軸走査で血管を描出すると、画面上では血管がすこしずつ左右どちらかに移動する。その場合は、図5のようにプローブを回転させて、画面の中央に血管が位置するよう微調整する。

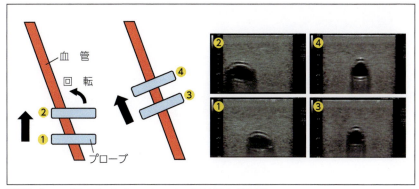

図5 プローブを回転させることによる短軸像の微調整
❶の位置からプローブを❷の位置に移動させると、プローブの走査方向に対して血管が左に傾いているため、画面上では血管が左に移動する。そこで、❷の位置でプローブを左に回転させ、さらに血管が画面の中央に位置するようにプローブをすこし左に動かしてそのまままっすぐ進めると、血管と同じ方向にプローブを進めることができる。

こし右に回転させ、逆に血管が左に移動する場合はプローブを左に回転させて、絶えず画面の中央に血管が位置するよう微調整します（図5）。プローブを回転させなくても、すこしずつ横にずらしながら血管を描出することもできますが、その場合、血管に対して垂直な断面をとらえていないことになるため、可能な限りプローブ自体を血管に対して垂直に当てるようにしましょう。

プローブの左右の確認方法

プローブの左右を確認する方法としてはいくつかありますが、本稿では以下の三つの方法を紹介します。
▶**プローブのインデックスマークで確認する**
画面上の左右オリエンテーションマークの向きと、プローブのインデックスマークがついている方向は同じになります。短軸で観察する場合、オリエンテーションマークが右にある場合はインデックスマークも右にして観察します（図6）。
▶**左右どちらかにプローブを動かして確認する**
描出したいもの（血管）が、プローブを左に動かしたときに右に移れば正し

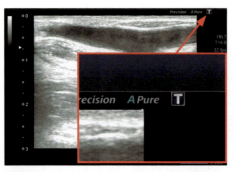 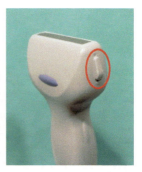

図6 プローブのインデックスマークで確認する
エコー画面のオリエンテーションマーク(矢印の「T」)がある側と、プローブのインデックスマークがある側は同じになる。短軸走査では、オリエンテーションマークを右に設定し、プローブのインデックスマークも右側になるようにプローブを持つ。長軸走査では末梢側をエコー画面の右側に描出することが通常であるため、インデックスマークが末梢側にくるようにする。

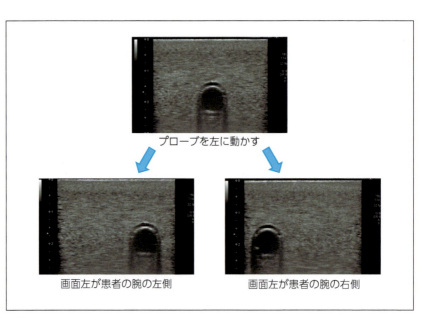

図7 左右どちらかにプローブを動かして確認する
プローブを左に動かしたときに画面上で血管が右に移動すれば、見ている方向とエコー画面は一致している。逆に画面上で血管が左に移動した場合、見ている方向とエコー画面が逆になっている。

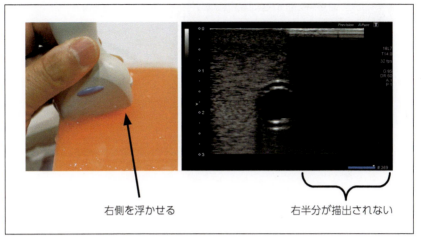

右側を浮かせる　　　　右半分が描出されない

図8 プローブの片側を浮かせて確認する
プローブの右半分を浮かせると、プローブと皮膚との間に空気の層ができるため、画面上では右側が描出されなくなる。この際に左側が描出されない場合は、見ている方向と画面が逆方向になっている。

い方向です（図7）。
▶プローブの片側を浮かせて確認する
　実際にはこの方法をもっとも多く使用します。プローブの片側を浮かせると、浮かせた側にエコーゼリーが接着しなくなり、画像が描出できなくなります（図8）。

② 長軸像の描出（ファントムでの血管描出）

短軸像から長軸像への切り替え

　プローブを血管に沿って縦方向に回転させた場合（WEB 1）、プローブの向きと血管の向きが完全に一致すれば、図1のように画面の左右にわたって血管を描出することができます。これが血管の長軸像です。ただし、血管の中心線上に超音波ビームが当たっていない場合は、血管壁がすこしぼやけて見えます（図2）。これは、エコーの原理によるものです。超音波ビームは、構造物に直角に当たった場合にもっともよく反射します。血管の中心線上ではほぼ直角に当たりますが、それからすこしでもずれると、反射が弱くなりぼやけて見えるのです。また、超音波ビームが血管の中心線上に当たらなければ、血管径は細くなります。すなわち、長軸で血管を描出する場合は、ちょうど血管の中心線上にプローブを当てなければ、正しい血管径とはなりません。

血管の中心線上にプローブを当てる方法

　それでは、どのようにして血管の中心上線にプローブを当てればよいので

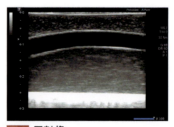

図1 長軸像
血管に沿ってプローブを当てることができれば、画面の左から右にわたって血管が描出される。

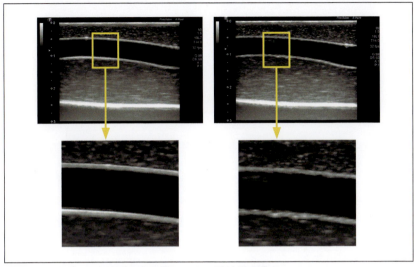

図2 超音波ビームの当たり方の違いによる長軸像の違い
左右の血管はほぼ同じように見えるが、拡大すると、右のエコーは血管壁がやや不整となっている。血管の中心線上を超音波ビームが通過しないと血管壁が不鮮明となるため、プローブを微調整してもっとも良好に血管壁が描出される部位を求める。

しょうか。いったん長軸のイメージが得られたら、ほんのすこしだけプローブを横にスライドさせます。血管壁がさらにぼやけて見える場合は、反対側にプローブをスライドさせます。そうすると、血管壁がすこしはっきり見えるようになります。このように微調整をして、最大の血管径となったところが正しい血管径となります（WEB 2）。シャントで見るべき血管はせいぜい直径5 mm程度であり、プローブをほんのすこしスライドするだけで画像が変化するため注意しましょう。

プローブを斜めに当てた場合の画像の見え方

　プローブを血管に対して斜めに当てた場合、エコー画像はどのようになるでしょうか。プローブと血管が平行のときを0°とした場合、血管に対してプローブが15°と30°の場合では、エコー画像は図3のようになります。角度がつくと、それに応じて画面の両端の像が切れていることがわかります。

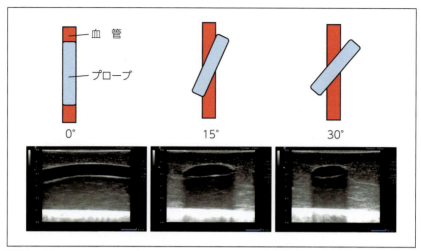

図3 血管に対して斜めにプローブを当てた場合のエコー画像
血管と完全に平行にプローブが当たると、画面の両端まで血管を描出することができるが、すこしでもプローブを傾けると、画面の両端では血管が描出できなくなる。その場合は、プローブを回転させて、なるべく血管が長く描出できるように微調整する。

短軸像から長軸像へ切り替える際のプローブ回転のコツ

　慣れてくればいきなり長軸像で血管を描出することができますが、最初は短軸像を描出して、プローブを回転させることによって長軸像を描出するのがよいでしょう。まず短軸像で、画面の中央に血管を描出します。そして、画面の中央だけを見ながら、すこしずつプローブを回転させます。画面の中央に血管をとらえたままプローブを回転させれば、長軸像を得ることができます（図4）。このときに回転と同時にプローブが横にずれると、血管が画面の端に寄ってしまいます。そのままプローブを回転させると、画面から血管が消えます。したがって血管が画面の中央からずれた場合は、回転はその位置でキープして、プローブを横方向へ平行移動させます（図5）。そうすれば、画面の中央に血管が描出されます。このように微調整をしながら、長軸像を描出します。

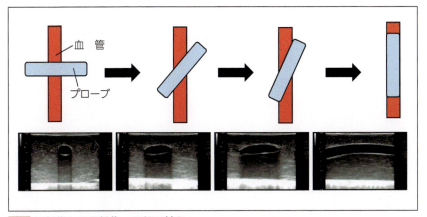

図4 短軸像から長軸像への切り替え
短軸像から長軸像へ切り替える場合は、画面中央に血管をとらえたまま、すこしずつプローブを回転させることが重要である。

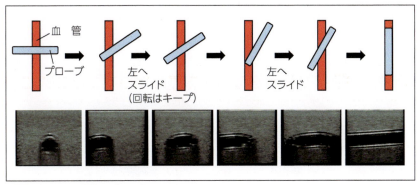

図5 プローブが横にずれた場合の対処
短軸像から長軸像へ切り替えるためにプローブを回転させている間にプローブが横にずれた場合は、回転をその位置でキープしながらプローブを横方向へ平行移動させ、画面の中央に血管を移動させる。それから再度プローブを回転させる。そのようにして、絶えず血管を画面中央でとらえながらプローブを回転させれば、長軸像を描出することができる。

直線でない血管の描出

カーブした血管

　シャント静脈はしばしばカーブしているため、長軸像で端から端まで血管を描出することができない場合があります。カーブした血管では、短軸走査でプローブを前後に動かすと、血管が左右に移動します（図1）。高度にカーブした血管は、プローブの描出部からはみ出してしまい、まったく描出できないこともあります。一方、長軸走査では、蛇行した部位で血管が消えます。血管が消失した場合は、左右のどちらかにカーブしていることが多いため、プローブを横方向に動かしましょう。どちらかに動かしたときに血管が描出されます。そのときに描出される血管を覚えておいてプローブを回転させる

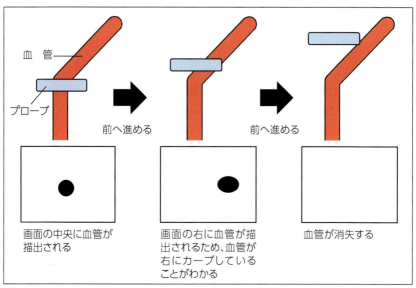

図1 カーブした血管の短軸像

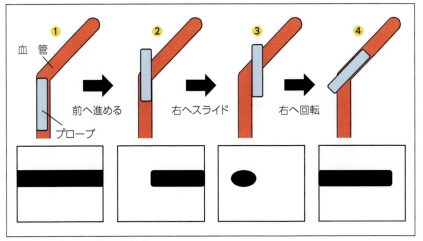

図2 カーブした血管の長軸像
長軸像で血管を描出していくと（❶）、途中で血管が消失することがある（❷）。この場合、そこで血管が途絶していることもあるが、多くの場合は血管がカーブしており、プローブの描出部から外れていることが原因である。この場合、プローブを左右どちらかにスライドさせると（❸）、血管が描出された方向に血管はカーブしている。右にカーブしている場合は、プローブを右へ回転させると長軸像を得ることができる（❹）。

と、カーブ後の血管を描出することができます（図2）。ただし、慣れてくれば、長軸像ですこし回転を加えてもっとも長く血管が描出されるように微調整をすることで、蛇行した血管を追うことができます。

蛇行が著明な血管

　蛇行が著明な血管に対しては、血管の真上からプローブを当てると、長軸像でいくつかの血管が円形に描出されます。このままでは血管像を得ることができません。このような場合、プローブを横から当てると、蛇行した血管そのままの状態を描出することができます（図3）。

分岐・合流した血管

　シャント血管はところどころで分岐・合流しています。このような分岐・

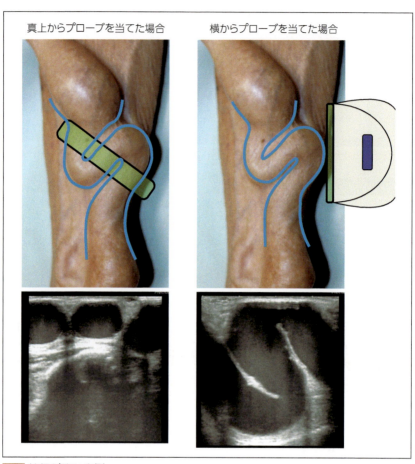

図3 蛇行が強い症例
プローブを真上から当てると(左)、血管が途切れて描出される。この場合は、横からプローブを当てることで、血管が連続して描出される(右)。

合流を描出するには短軸像が効果的です。

　血管は、分岐前は短軸像で一つの円として描出されますが、分岐部ですこし横に広くなり、その後、円が二つに分離します。一方、合流する場合は、一つの円として見ていたものに左または右からもう一つの円が近づいてきます。最終的に二つの円が一つになったときに合流したと判断します。分岐と合流は、走査する方向を変えれば逆になります。すなわち、分岐していた血

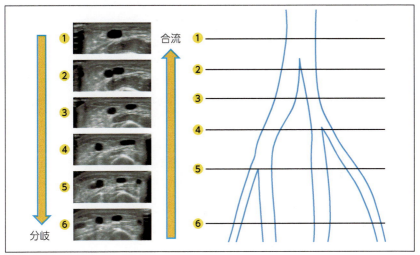

図4 分岐と合流

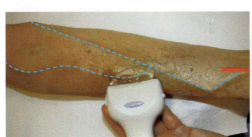
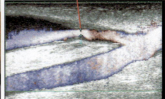

図5 分岐血管の長軸像
視診で静脈が分岐していることがわかる場合、長軸走査ではプローブを寝かせて皮膚と平行になるようにすると、図のように血管の分岐が描出される。エコーゼリーを多く使用し、プローブと皮膚との間に空気の層ができないようにするのがコツである。

管は合流に、合流していた血管は分岐になります（図4）。

　短軸像で分岐・合流の位置を確認した後は、長軸像で確認します。多くは横方向に分岐・合流しているため、プローブをなるべく寝かせて皮膚と平行になるようにして、両方の血管が見えるように工夫します。エコーゼリーを多く塗り、すこし皮膚を押すようにすると見えやすいです（図5）。長軸像は短軸像よりも血管をイメージしやすいため、長軸像を描出するように努力しましょう。

実際の血管での形態評価

血管の構造

　まずは血管の構造を見てみましょう。動脈壁も静脈壁も、内膜、中膜、外膜の3層構造となっています。内膜は、内皮細胞と結合組織で構成されており、中膜は平滑筋と弾性線維、外膜は疎性結合組織から構成されています。動脈は血圧に耐えられるように、中膜の平滑筋が多く伸縮性と弾性に富んでいますが、静脈は中膜の平滑筋が少なく弾性に乏しいです。また、静脈にはところどころに静脈弁があるのが特徴です。エコー画像では、動脈は3層構造がはっきり描出されます(図1)が、静脈でははっきりと3層構造を描出することはできません。

動脈の描出

　上腕部の断面像では、上腕動脈は図2のような位置にあります。そのため上腕の真上(図2-①)からプローブを当てると、上腕動脈は深い位置に描出されます(図3-①)。したがって、図2-②の方向からプローブを当てる

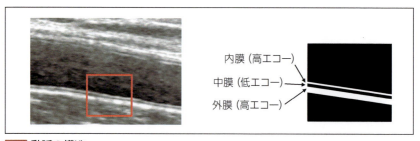

図1　動脈の構造
動脈のエコー画像では、内膜、中膜、外膜の3層構造が確認できる。内腔に近い高エコーの層は内膜、その下の低エコーの層は中膜、外の高エコーの層は外膜となる。

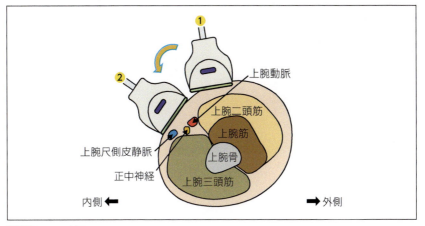

図2 上腕の断面
プローブを真上から(①)当てると、上腕動脈は非常に深い位置となり、描出困難となる。
プローブを内側から(②)当てると、上腕動脈が浅い位置で描出できる。また、正中神経や上腕尺側皮静脈も描出可能となる。

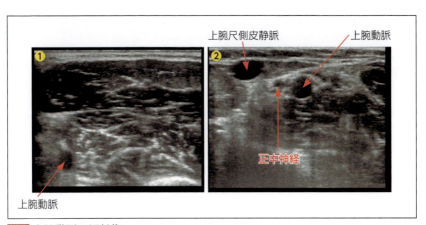

図3 上腕動脈の短軸像

ことで、もっとも浅い位置に上腕動脈を描出することができます(図3-②)。実際は上腕のすこし内側からプローブを当てることで、動脈が浅い位置に移動して観察しやすくなります。

とくに長期透析患者や過剰血流の場合、上腕動脈はしばしば蛇行します。図4は短軸像で血管が三つに見えますが、長軸像に切り替えると、じつは

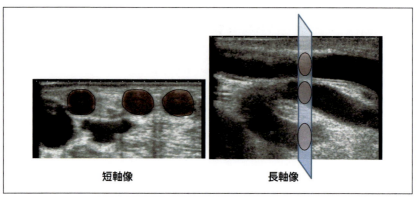

図4 著明に蛇行した動脈の短軸像と長軸像
短軸像では、三つの上腕動脈が描出されている。長軸像では、動脈の著明な蛇行がみられる。短軸像で描出された三つの血管は、長軸像で見るとすべて同じ動脈ということがわかる。

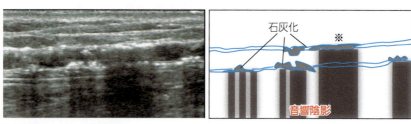

図5 壁石灰化と音響陰影
動脈壁にはしばしば石灰化を認める。石灰化病変は白くキラキラと描出され、その後方には「音響陰影」と呼ばれる黒い帯を認める。石灰化が前壁にある場合（図の※）、そこでエコーが反射されるため、血管内部を観察することができなくなる。

一つの動脈が著明に蛇行して折り返していることがわかります。

また、血管壁が石灰化すると、血管壁は高エコーで描出されます。石灰化が著明になると、そこで超音波ビームがすべて反射して、それより深い層には「音響陰影」という黒い帯が出現します。血管前壁に石灰化があると、血管内腔はほとんど描出されません（図5）。

静脈の描出

前腕橈側皮静脈を描出してみましょう。前腕橈側皮静脈は、第1指が真上

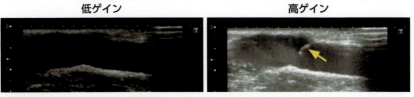

図6 静脈弁に対するゲイン調整
静脈弁を観察する場合、ゲインを低く設定すると弁が描出されないため、ゲインをやや上げる。高ゲインに設定すると、静脈弁が描出される（矢印）。

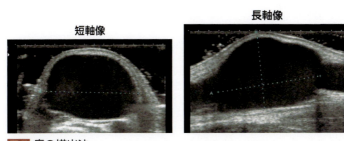

図7 瘤の描出法
短軸像で瘤の幅を測定し、長軸像で長さと厚さを測定する。

になるように上肢を置いたときに前面を走行します。静脈を描出する場合、エコーゼリーを十分に塗布して静脈を圧迫しないようにします。動脈と比べると静脈壁は薄く、3層の壁構造は描出することができません。静脈弁は、長軸像でハの字型に描出されます。弁の壁肥厚と石灰化が強いと良好に描出できますが、壁が薄い静脈弁はしばしば描出されません。その場合はゲインをすこし上げます（図6）。

なお、静脈はしばしば瘤化します。瘤化した静脈をエコーで描出する場合、エコーゼリーをすこし塗布するだけでは、プローブと皮膚との接地面が少なく、瘤を描出することができません。瘤を描出するコツは、瘤がエコーゼリーの中に埋没するぐらいゼリーを多く使用することです。そうすることで、くぼんだ皮膚とプローブとの間にエコーゼリーの層ができ、瘤を観察することができます（図7）。

⑤ カラードプラ法

カラードプラ法とは

　エコー画像では、白黒の画像（Bモードという）以外に、カラーで画像を構成することができます。カラーは、血流があるところで色がつく仕組みになっています。これはドプラ効果という原理を利用しています。ドプラ効果とは、遠ざかる物体から発生した音は元の音より低く聞こえ、近づく物体から発生した音は高く聞こえる現象です（救急車のサイレンの音が変わるのはこの原理によります）。そのため、流速のある血管に対して、斜めに超音波ビームを当てると、送信する周波数と受信する周波数が異なることから、血流の方向や流速を測定することができます（野球中継で知られるスピード測定器はこの原理を利用して球速を測定しています）。超音波診断装置では、血流が超音波ビームへ向かうときに赤い色、遠ざかるときに青い色になるよう設定されています。Bモードからカラードプラ法に切り替えるには、カラードプラのボタンを押すだけです。

カラードプラ法での血管の描出

　カラードプラ（図1）では、血管に色（赤や青）がのるため、より血管の走行がわかりやすくなります。図2aの血管は皮膚と平行ですが、赤い色となっています。この場合、超音波ビームは斜めになっており、超音波ビームが90°になるよう紙を回すと（図2b）、血管は上向き（プローブ方向）になり、血流が超音波ビームへ向かう赤色で表示されていることから、血流は左から右に流れていることがわかります。慣れれば、このようなことをしなくても血流方向は瞬時にわかるようになります。

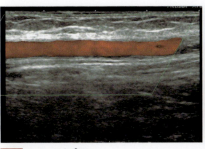
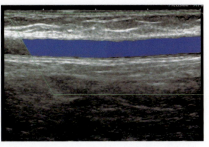

図1 カラードプラ
カラードプラでは血管内に赤や青の色がつくため、血管がわかりにくいときに使用すると、血管を同定することが可能となる。

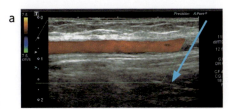

血流の方向がわからない場合は超音波ビーム（青の矢印）が垂直になるように回転させる

超音波ビームが垂直になるように回転

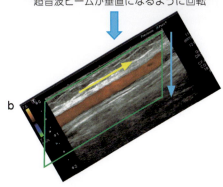

カラードプラで赤色に描出されているため、血流が近づいていることを示している
すなわちこの症例では、血流は左から右（黄色の矢印）に流れていることがわかる

図2 超音波ビームの向きと血流方向

カラーゲインと流速レンジ

　カラードプラには、①カラーゲインと②流速レンジの二つの調整があり、

第5章　シャントの形態評価⑤　カラードプラ法

81

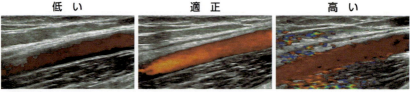

図3 カラーゲイン
カラーゲインが低いと、血管全体に色が描出されない。逆に高いと、血管外へのはみ出しが多くなる。血管壁全体がカラー表示され、かつ血管外へのはみ出しがないようにカラーゲインを調整する。

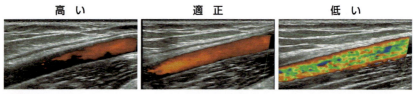

図4 流速レンジ
流速レンジを高く設定すると、速い血流しか描出されない。逆に低くすると、血管の乱流が強く描出され、モザイク様となり、血流の方向がわからなくなる。血管全体がカラー表示され、モザイク様とならないように流速レンジを調整する。ただし、シャント血管のように乱流が強い場合は、流速レンジを最大にしてもモザイクパターンとなることがある。

これらを駆使して適正な画像を得ることが重要です。

▶カラーゲイン

　カラーゲインは、色の描出感度と考えてよいでしょう。感度を強くしすぎると、わずかなノイズでも色がついてしまい、実際の血管ではないところにも色がはみ出ます。一方、ゲインを弱くすると、色がのらなくなります。色が描出されたら、まずゲインを上げてノイズを出現させたのち、すこしずつゲインを下げます。ノイズが消えたところが適正ゲインになります(図3)。

▶流速レンジ

　流速レンジとは、どのくらいの流速をカラー表示するかを決めるものです。流速レンジを高く設定すると、低血流を拾うことができず、血管全体に色がつきません。一方、流速レンジを低く設定すると、流速を超えた血流は折り返して反対側の色となります(これを「エイリアシング」という)。そのため、モザイクパターンとなって血流の方向がわからなくなります(図4)。

短軸像で血管をカラー表示する方法

　短軸像では、プローブの幅分しか血流が移動しません。また、超音波ビームを斜めに出すようなスラント機能は使用する意味がありません。そのため、皮膚に直角にプローブを当てるだけでは、血流方向がビームと直交し、超音波の入射角は90°となり、カラー感度が低下します。このような場合、プローブを傾けることで超音波ビームの入射角が小さくなり、血管をカラー表示することができます(図5)。

　このテクニックは、上腕動脈高位分岐症例でもう1本の動脈を探す場合に威力を発揮します。2本目の動脈(橈骨動脈であることが多い)は通常の位置を走行していないため、静脈と間違えることがしばしばありますが、このテクニックを用いれば、高位分岐を見逃すことは少なくなります。

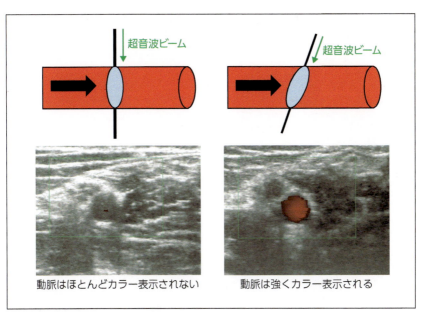

図5 短軸像で動脈をカラー表示する方法
短軸像でカラーを良好に表示させるには、図のようにプローブを傾けて血管に当て、血流方向と超音波ビームに角度がつくようにする。

シャント静脈を描出する特殊なカラードプラ法

　シャント静脈は血流が非常に多く、かつ乱流も強いため、カラードプラ法で良好に描出することはむずかしいです。とくに吻合部近傍は、いくら流速レンジを上げてもエイリアシングが発生してモザイクパターンとなります。また、カラーゲインの調整も困難で、カラーが血管外にはみ出ることになり、狭窄の描出には不向きです。キヤノンメディカルシステムズのAdvanced Dynamic Flow™（ADF）は分解能が高く、血管周囲へのはみ出しもわずかなため、微細な血管の描出に優れています（図6）。また、日立アロカメディカルのeFLOWや、GEヘルスケア・ジャパンのB-Flowもそれぞれ技術は異なりますが、いずれも高分解能とはみ出しの少ないモードとなっています。

　いずれも血流方向を見るというよりも、形態観察に重点を置いたものであり、シャント血管には通常のカラードプラ法よりもこれらのモードが適しています。Bモードだけでは描出が困難な狭窄でも、これらの特殊なカラードプラ法を使用すれば、狭窄病変を容易に描出することができます。

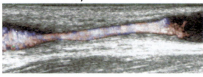 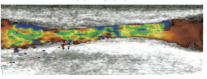

図6　ADFと通常のカラードプラの比較
ADFは血管外へのカラーのはみ出しが少なく、血管の形態を測定するには適している。通常のカラードプラは血管外へのはみ出しが多いため、形態評価には適していないが、乱流や血流の方向を評価するには適している。

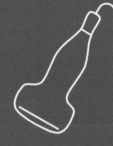

第6章

狭窄の描出法

狭窄の種類と見え方

狭窄とは

　狭窄とは、その部分の前後の血管よりも内腔が狭くなったものと定義することができます。バスキュラーアクセス（VA）トラブルや合併症には、脱血不良、静脈圧上昇、穿刺困難、シャント閉塞、静脈高血圧症、スチール症候群などさまざまなものがありますが、その多くに狭窄が関与しています。

　動静脈を人為的につなぐ内シャントは、本来、生体には存在しない血行動態であり、静脈に対するストレスや乱流などによって狭窄が発生すると考えられています[1,2]。狭窄を認めない内シャントのほうがむしろ少ないといってよいほど、狭窄の発生頻度は高いです。ただし、透析治療や日常生活に悪影響を及ぼす狭窄はごく一部であり、狭窄の程度や発生部位などによって影響は異なります。したがって、狭窄の検索と評価はシャントエコーの重要な要素です。

狭窄の見つけ方

　狭窄は、長軸像と短軸像の両方で見つけることが基本ですが、長軸像のほうが全体像を観察しやすいです。また、狭窄の観察は、断層像のみではなくカラードプラを併用すると病変を見つけやすいです。狭窄部は血流が高速で通過するため、カラードプラがモザイク状に観察されます（図1左、WEB1）。血流カラー表示のなかでも分解能が高く血管外に色のはみ出しが少ない方法もあり、通常のカラードプラより狭窄の観察に有効です（図1右、WEB2）。

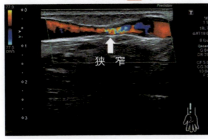
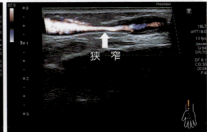

図1 狭窄病変の観察（カラー表示併用）

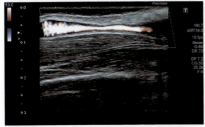

図2 陰性リモデリング型の狭窄
血管全体が細くなり、血管内腔が狭小化する狭窄。内膜肥厚はほとんど認めない。

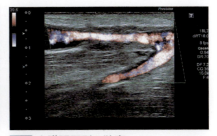

図3 内膜肥厚型の狭窄
血管内膜が肥厚し、内腔が狭小化する狭窄。血管外径はほとんど変化しない。

狭窄の種類と好発部位

　VAに発生する狭窄にはさまざまな形態があります。代表例として、陰性リモデリング型（図2）、内膜肥厚型（図3）、弁膜様型（図4）があります。このほか、石灰化（図5）、瘤前後型（図6）、屈曲型（図7）などもあります。

　内シャントに発生する狭窄の多くは静脈に発生します。狭窄の発生しやすい場所（好発部位）は、自己血管内シャントでは動静脈吻合部付近（図8）、人工血管内シャントでは流出路静脈（図9）です。血管分岐部も狭窄の好発部位であり、長軸像によって分岐血管を1画面で描出すると、狭窄部位を正確に観察することができます（図10）。狭窄が分岐部の手前にあるのか、分岐後にあるのかによってVAトラブルの発生や治療方針に影響することもあるため、

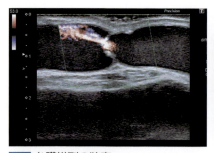

図4 弁膜様型の狭窄
静脈弁の硬化による狭窄。

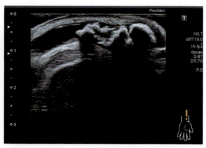

図5 石灰化による狭窄
血管壁の石灰化により内腔が狭小化した狭窄。石灰化が高度になると、超音波の通過が悪くなり、血管内腔の情報が得られないこともある。

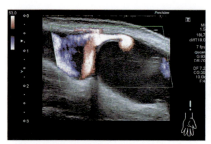

図6 瘤前後型の狭窄
瘤の形成過程で血管壁が内腔に突出して発生する狭窄。

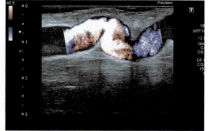

図7 屈曲型の狭窄
血管の長さ方向への発達により、血管が蛇行・屈曲して発生する狭窄。

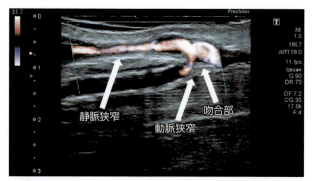

図8 自己血管内シャントの動静脈吻合部に生じた狭窄
吻合部直上の静脈や吻合部近傍の動脈に狭窄が発生しやすい。

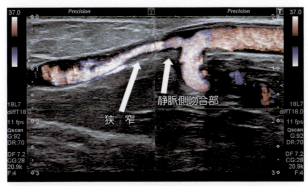

図9 人工血管内シャントの静脈側吻合部に生じた狭窄
流出路静脈に狭窄が発生しやすい。

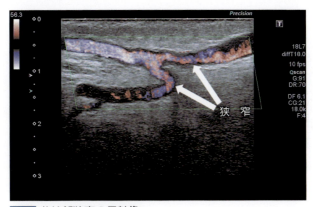

図10 分岐部狭窄の長軸像

観察は重要です。分岐部を長軸像で描出する場合は、血管の真横からプローブを当てると観察可能なことが多いです。

引用・参考文献

1) Roy-Chaudhury, P. et al. Hemodialysis vascular access dysfunction: a cellular and molecular viewpoint. J. Am. Soc. Nephrol. 17(4), 2006, 1112-27.
2) Yamamoto, Y. et al. Relationship between the outcomes of stent placement and the properties of arteriovenous graft outflow vein stenotic lesions. J. Vasc. Access. 13(4), 2012, 426-31.

② 狭窄の評価法

狭窄のさまざまな評価法

狭窄の評価には、血管内径を計測する「狭窄径」が広く用いられています。そのほか、狭窄率やパルスドプラ法を用いた血流速度による方法もあります。

▶狭窄径

狭窄部を長軸像で描出し、血管内腔の距離を計測する方法です。狭窄径による評価は上腕動脈血流量との相関もよく、狭窄の評価として優れています[1]。

狭窄径が2.0mm未満になると、上腕動脈血流量は著明に低下します。とくに1.5mm未満では治療も考慮されることが多いです。筆者の検討では、透析時の設定血流量200mL/min時の脱血不良発生のカットオフ値は、狭窄径1.3mmでした[1]。

狭窄径を正確に計測するためのポイントは次の三つです。

1) 内腔はBモードで計測する

狭窄径を計測する際は、カラードプラを使用せずにBモードで計測します（図1左）。カラードプラ表示のまま計測すると、実際の血管径より値が大

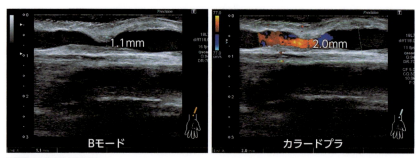

図1 狭窄径の計測
カラードプラでは血管外へ色のはみ出しがあり狭窄径が大きくなるため、狭窄径はBモードで計測する。Bモードでの狭窄径は1.1mm（左）、カラードプラでの狭窄径は2.0mm（右）。

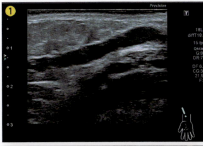
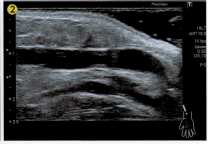
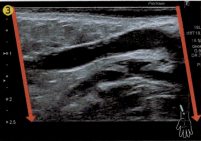

図2 狭窄部の血管内膜の描出
❶ 超音波ビームと血管内膜が直交しておらず、血管内膜が不明瞭。
❷ 超音波ビームが血管内膜に直交するように血管を画面に対して水平に描出する。血管内膜は明瞭（WEB 1）。
❸ 超音波ビームを斜めから送信。血管内膜は明瞭。

きくなることが多いです（図1右）。

2）狭窄部の血管内膜を明瞭に描出する

　狭窄径を正確に計測するためには、血管内膜を明瞭に描出する必要があります。そのためには、Bモードの超音波ビームと血管内膜を直交させることが重要です。図2-❶のように血管内膜が不明瞭な場合は、血管を画面に対して水平に描出します（図2-❷、WEB 1）。また、超音波ビームを斜めから送信し、血管内膜と直交させることでも血管内膜を明瞭に描出できます（図2-❸）。

3）プローブによる血管の圧迫を避ける

　静脈は血管内圧が低いためプローブによる圧迫を受けやすく、狭窄様に観察されることがあります（図3左、WEB 2）。そのため、計測するときにはエコーゼリーを多く使用し、血管の圧迫を避けるようにします（図3右）。

　長軸像での狭窄径の評価は、短軸像で血管内腔が同心円状であることが前提となっています。しかし、血管内腔が楕円形になっている狭窄も少なからず存在し、その場合は評価の正確性を欠きます。とくに瘤前後型の狭窄は、

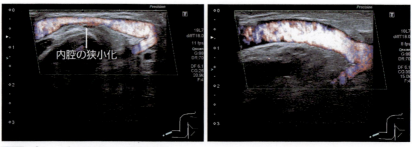

図3 プローブの圧迫による偽狭窄
左の画像では、プローブの圧迫により内腔が狭小化している（WEB 2）。右の画像は、圧迫を避けた状態。内腔が保たれている。

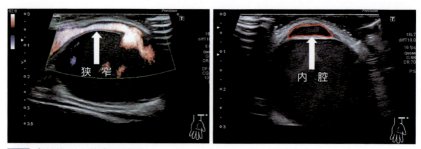

図4 瘤前後型の狭窄の評価
長軸像（左）では、高度狭窄と判断される（WEB 3）。しかし、短軸像（右）で観察すると、血管内腔は楕円形または扁平であり、内腔は比較的保たれている。

短軸像の血管内腔が楕円形になっていることがほとんどであり、長軸像での狭窄径の評価で高度狭窄と判断されても（WEB 3）、内腔は比較的保たれていることが多いです（図4）。したがって、瘤前後型の狭窄では、短軸像で血管内腔の長径と短径を計測することが望ましいと考えられますが、今後の検討課題です。

▶狭窄率

狭窄部と対照血管との比較によって狭窄の程度を評価する方法です。狭窄率の算出には、大きく分けて径狭窄率と面積狭窄率があります。また、径狭窄率は対照血管径の設定方法が複数あります。狭窄率の算出方法の代表例を次ページに示します。

人工血管内狭窄　　　　　　　　　　　ステント内狭窄

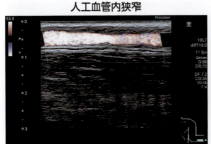
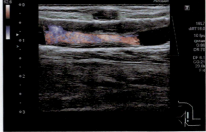

図5 狭窄部の血管外径と内径から求める径狭窄率を適応可能な狭窄病変
人工血管内狭窄やステント内狭窄は、血管外径が明確である。

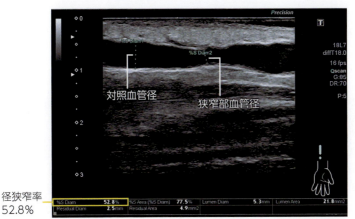

径狭窄率
52.8%

図6 狭窄部下流の非狭窄部を対照血管径として求める径狭窄率

1) 狭窄部の血管外径と内径から求める径狭窄率

　狭窄部の血管外径を対照血管径とするため、外径が狭小化する陰性リモデリング型狭窄では評価は困難です。血管外径の変化の少ない内膜肥厚型狭窄、人工血管内狭窄（図5左）、ステント内狭窄（図5右）などが対象であり、適応可能な病変が限定されます。

2) 狭窄部下流の非狭窄部を対照血管径として求める径狭窄率

　血管造影検査などで主として用いられる評価法です（図6）。この方法であれば、陰性リモデリング型狭窄でも評価は可能です。ただし、非狭窄部の血管が瘤化、分岐、蛇行などによって対照血管径の設定が困難な場合も少なく

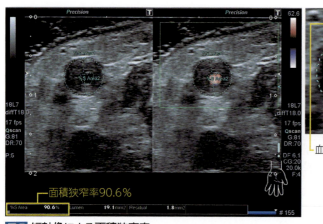
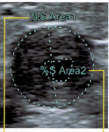

血管外膜の内輪面積
内腔面積

図7 短軸像による面積狭窄率

ありません。

3)短軸像で血管外膜の内輪面積と狭窄部の内腔面積から求める面積狭窄率

　血管外膜の内側の断面積と内腔面積から求める狭窄率です（図7）。短軸像における内腔が楕円形や扁平化など正円でない場合でも評価が可能です。ただし、内腔のもっとも細い部位を短軸像で描出する必要があり、すこしでも前後にずれると正しい評価ができないため、評価には熟練を要します。面積狭窄率は、径狭窄率と同様に陰性リモデリング型狭窄では評価が困難です。

　狭窄率を用いて評価した場合は、報告書にどの方法を用いたかを明確に記載する必要があります。たとえば、短軸像の内腔が同心円状であれば、径狭窄率50％は面積狭窄率75％に相当します。したがって、「狭窄率○％」という記載のみでは不十分です。

▶**血流速度による評価**

　欧米では、狭窄は血流速度による評価が主流です。血流速度による評価は、狭窄部の最高血流速度（peak systolic velocity；PSV）による方法と、狭窄部付近の正常血管部でのPSVと狭窄部のPSVとの比により評価する最大血流速度比（peak systolic velocity ratio；PSVR）の二つの評価法が用いられています。

　　最大血流速度比（PSVR）＝狭窄部のPSV／非狭窄部のPSV

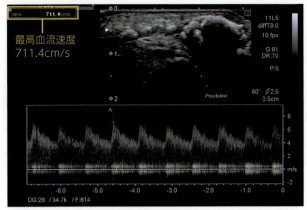

図8 石灰化による狭窄の評価（WEB 4）
石灰化している部位は超音波の通過性が悪く、狭窄径の計測が困難な場合も多いため、PSVによる評価が有用となる。この狭窄では、PSVが711cm/sと高速血流を示した。

　Platoらは、狭窄部のPSVが400cm/s、PSVRが2.25をカットオフとすると、径狭窄率50％の有意狭窄の診断能力が高いと報告しています[2]。また、Woらは、狭窄部のPSVが500cm/s以上であれば感度89％、陽性的中率99％で径狭窄率50％以上の有意狭窄を検出できると報告しています[3]。これらの方法は、有意狭窄を検出する評価法としては有用と思われますが、あくまでも有意狭窄かどうかを判定するための定性的な評価法であることを覚えておきましょう。

　バスキュラーアクセス（vascular access；VA）領域において、狭窄部のPSVによる評価は、Bモードでは観察しにくい石灰化による狭窄（図8、WEB 4）や、鎖骨下静脈や腕頭静脈などの中心静脈領域の狭窄などに対して有意狭窄の有無を判定する際に有用と思われます。

引用・参考文献
1) 山本裕也ほか．自己血管内シャントにおける脱血不良発生と超音波検査における機能評価および形態評価との関連性．日本透析医学会雑誌．45(11)，2012，1021-6．
2) Plato, SA. 2nd. et al. Elevated peak systolic velocity and velocity ratio from duplex ultrasound are associated with hemodynamically significant lesions in arteriovenous access. Ann. Vasc. Surg. 35, 2016, 68-74.
3) Wo, K. et al. Developing duplex ultrasound criteria for diagnosis of arteriovenous fistula stenosis. Ann. Vasc. Surg. 38, 2017, 99-104.

③ 駆血による変化

　血管は駆血によって内圧が高くなれば拡張しますが、それは狭窄部でも同様です。駆血下での狭窄径の計測の意義は明確ではありませんが、当院では狭窄径が3.0mm未満の場合は通常の状態と駆血下の両方の狭窄径を計測し、その拡張性を観察しています（図1、WEB 1）。ただし、狭窄部より下流に別の狭窄が存在し、上流に圧力がかかっている場合は、駆血をしても拡張性は乏しいです。

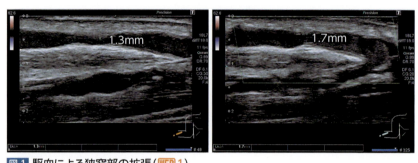

図1 駆血による狭窄部の拡張（WEB 1）
非駆血時（左）は、狭窄径は1.3mmであった。一方、駆血下（右）では狭窄部が拡張し、狭窄径は1.7mmであった。

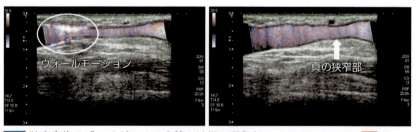

図2 狭窄直後のジェット流による血管の波打ち現象（ウォールモーション、WEB 2）
左の画像では、狭窄部からのジェット流により血管が波打つように動いており、最小狭窄径の計測部位がわかりづらい。右の画像では、狭窄部の下流を駆血することで波打ち現象がおさまり、真の狭窄部が観察される。

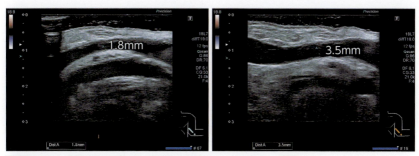

図3 肘正中皮静脈の偽狭窄（肘関節の屈曲による変化，WEB 3）
腕を伸ばした状態（左）では，血管内腔は1.8mm。肘関節をすこし曲げた状態（右）では，血管内腔は3.5mm。肘関節をすこし曲げるだけでも血管は拡張する。

　また、狭窄部の直後は血流がジェット状に噴き出すように流れており、その影響で狭窄直後の血管が波打つように動き（ウォールモーション）、一見狭窄のように観察されることがあります（図2左, WEB 2）。そのような病変では、下流側を駆血することで狭窄のもっとも細い部位の特定が可能です（図2右）。

　さらに、肘正中皮静脈では、直下の筋肉や上腕動脈により圧迫を受けやすく、肘を伸展した際に血管が長さ方向に引っ張られるために狭窄様に観察されることがあります（図3左）。肘正中皮静脈の狭窄を疑った場合は、肘関節部をすこし曲げて観察することで狭窄の真偽を判定することができます（図3右, WEB 3）。

column

症状とシャントの形態を結びつけ
エコーを撮ることの大切さ

飯田橋春口クリニック看護部
冨士原直美

　私は、現在のクリニックに就職するまで、エコー検査をしたことがありませんでした。そのため、まずエコー操作に慣れるのに苦労しました。最初は「ほかのスタッフのようにエコーがマスターできるようになるにはどれくらいかかるのだろう……」と、とにかく不安しかありませんでした。

　いざ自分でエコー検査を始めたある日。検査報告の際、検査結果と患者さんの症状が合わず指摘されたことがありました。「血流量を測定するのに何でこんなに時間がかかるの？」「あれ？ 吻合部がうまく描出できない……」など、プローブを皮膚に当てることに必死になってしまい、患者さんの症状とシャントの形態を結びつけて考えることをすっかり忘れていたのです。

　やみくもにエコー検査を実施しても自信をもって検査を終えることはできず、時には間違った検査結果を出してしまうこともあります。エコー検査をする際は、事前に患者さんを観察し、情報提供用紙や透析フローチャートから透析の状態を把握し、視診・聴診・触診でシャントの状態を確認することが大切です。そして、狭窄部やシャントの形態をイメージしてからエコー検査に臨む必要があります。そのように取り組むことで、エコーをマスターすることができるのではないかと感じます。

　以前働いていた透析クリニックでも、さまざまな穿刺トラブルやシャントに起因する症状に遭遇しました。そのときは、患者さんの「穿刺がうまくいかないのは私だけ？ どうして？」「この痛みは何で？」という質問に、「何でですかね……」と疑問で返すことしかできず、申し訳ない思いをしたことを覚えています。もしあのときにエコーで評価ができていたら、患者さんの苦痛を和らげて不安を解消することができただろうと感じます。

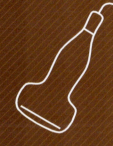

第7章

シャントの機能評価

機能評価の種類

機能評価の意義

　シャントエコーを用いた機能評価は、パルスドプラ法によって血流量と血管抵抗指数（resistance index；RI）を求めて評価することが一般的です。

　シャントの機能評価は、自己血管内シャントでは上腕動脈で血流量とRIを、人工血管内シャントでは上腕動脈または人工血管内で血流量を測定します。血流量は測定部の血管に1分間当たりに流れる量を評価するものであり、RIは測定部より下流の血液の流れにくさを表す指標です。シャント作製後、血管が発達すると、血流量は徐々に増加して流れがスムーズになるためRIは低くなります（抵抗が下がる）。しかし、狭窄が発生すると、血流が滞るため血流量が低下し、RIが上昇します。機能評価で血流量とRIを知ることで、シャントの状態を知ることができ、狭窄の存在も予測することができます。

ドプラ効果とパルスドプラ法

　シャントの機能評価を行う際にはパルスドプラ法で上記指標を測定しますが、パルスドプラとはそもそも何でしょうか。パルスドプラを理解するには、まずドプラ効果について理解する必要があります。救急車やレーシングカーが目の前を通り過ぎるとき、車が近づいてくると音は高くなり、離れていくと音は低く聞こえます。これは、近づく音は実際より周波数が高くなり、遠ざかる音は周波数が低くなるためで、「ドプラ効果」といいます。パルスドプラ法はこの現象を利用したもので、プローブから送信された音の周波数が受信時にどの程度変化しているかによって血流速度を求める方法です。また、パルスドプラ法では、間歇的に超音波を送信することで特定の範囲の血流速度を測定することができます。

血流量と血管抵抗指数の求め方

▶血流量

　血流量は、パルスドプラ法で平均血流速度を求め、それに血管断面積を掛け合わせて算出します。血管断面積は、血管径を計測して、正円と仮定したときの断面積が用いられます。

　血流量(mL/min)＝平均血流速度(cm/s)×血管断面積(cm^2)×60(秒)

　パルスドプラ法で求めることのできる平均血流速度としては、時間平均血流速度(time-averaged flow velocity；TAV)と時間平均最高血流速度(time-averaged maximum velocity；TAMV)の二つがありますが、TAMVを用いて血流量を算出すると過大評価となるため、血流量を求める際にはかならずTAVを使用します(図)。使用する超音波診断装置がTAVを使用する設定になっていることをかならず確認しましょう。

▶血管抵抗指数(RI)

　RIは、収縮期最高血流速度と拡張末期血流速度から算出します。

　RI＝(収縮期最高血流速度－拡張末期血流速度)／収縮期最高血流速度

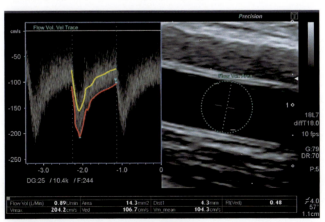

図　血流量算出に用いる平均血流速度
血流量を算出する際は、時間平均最高血流速度(赤線)ではなく、かならず時間平均血流速度(黄線)を用いる。

機能評価の基準値

▶自己血管内シャント

　上腕動脈血流量は500mL/min、RIは0.60が良否を分ける基準値であり、スクリーニングの目安として有用です[1,2]。また、筆者の検討では、上腕動脈血流量350mL/min、RI 0.68をカットオフ値とすると、設定血流量200mL/minの透析での脱血不良の検出が良好でした[3]。ただし、近年は透析時の設定血流量は250mL/min以上で実施することもあります。その場合は、脱血不良のカットオフ値は高くなります。さらに、Ogawaらは、治療の必要性のカットオフ値は上腕動脈血流量350mL/minであったと報告しています[4]。したがって、上腕動脈血流量350mL/min未満、RI 0.70以上が治療適応の目安の一つとなることが示唆されています。ただし、治療適応は機能評価のみで決定するものではなく、形態評価および臨床症状などを含めて総合的に判断する必要があります。

▶人工血管内シャント

　日本透析医学会のガイドライン[1]では、650mL/min未満またはベースの血流量より20%以上の減少は狭窄病変が発現している可能性があるとしています。また、Satoらは、血流不全のカットオフ値は上腕動脈血流量480mL/minであったと報告しています[5]。

引用・参考文献

1) 日本透析医学会. 2011年版 慢性血液透析用バスキュラーアクセスの作製および修復に関するガイドライン. 日本透析医学会雑誌. 44(9), 2011, 855-937.
2) 村上康一ほか. "血流 シャント管理における超音波パルスドップラー法の有用性について". アクセス2003. 腎と透析55巻別冊. 東京, 東京医学社, 2003, 39-43.
3) 山本裕也ほか. 自己血管内シャントにおける脱血不良発生と超音波検査における機能評価および形態評価との関連性. 日本透析医学会雑誌. 45(11), 2012, 1021-6.
4) Ogawa, T. Brachial artery blood flow measurement: A simple and noninvasive method to evaluate the need for arteriovenous fistula repair. Dialysis & Transplantation. 40(5), 2011, 206-10.
5) Sato, T. et al. Standard procedures of endovascular treatment for vascular access stenosis in our facility-clinical usefulness of ultrasonography. J. Vasc. Access. 16(Suppl 10), 2015, S34-7.

② 機能評価を行うために習得すべき技術

上腕動脈の見つけ方

　機能評価を行う際の第一歩は上腕動脈の描出です。上腕中間部の内側から観察すると(図1)、上腕動脈の距離が近いため明瞭に描出できます。まずは短軸像で上腕動脈を特定します。短軸像では、上腕動脈のほかに上腕動脈に並走する2本の上腕静脈と正中神経、およびすこし離れた部位に尺側皮静脈が観察できます(図2)。プローブで血管を圧迫したときに、容易に血管が変形するものが静脈であり、変形しにくいものが動脈です(WEB 1)。ただし、静脈の血管内圧が高くなっている場合は血管が変形しにくいこともあります。

短軸像から長軸像への回転走査

　短軸像で上腕動脈が特定できれば、そのままプローブを90°回転させて長軸像を描出します(図3、WEB 2)。プローブ走査に慣れるまではこの回転走

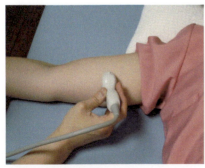

図1 上腕動脈を描出する際のプローブの当て方(短軸像)

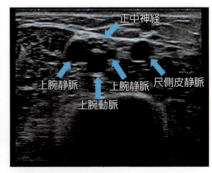

図2 上腕動脈の短軸像
上腕動脈、2本の上腕静脈、正中神経、尺側皮静脈が観察される。

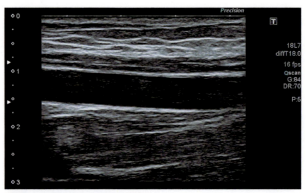

図3 上腕動脈の長軸像（WEB 2）

査のトレーニングが必要です。プローブを回転させて走査する際は、腕全体を動かすのではなく（WEB 3）、手の中でプローブを回転させます（WEB 4）。短軸像から長軸像への回転走査のポイントは、描出する血管をつねに画面の中心に映したままプローブを回転させることです。プローブを回転させているうちに画面上で血管が見えなくなるのはプローブの中心部で回転していない証拠であり、プローブを回転させながら血管が中心にくるように微調整する必要があります（WEB 5）。

パルスドプラの入射角度と角度補正

　血流量を求めるときは、パルスドプラの入射と血管のなす角度を60°以内にして測定する必要があります。これは、角度補正が60°を超えると測定誤差が極端に大きくなるためです。角度補正を60°以内にするためには、パルスドプラの入射に角度をつける必要があります（ステアリング機能）。パルスドプラの入射角度は最大で20°程度までのプローブが多いですが、最大30°のプローブもあります。パルスドプラの入射角度が20°の場合、角度補正を60°以内にして測定するためには、血管を水平画像から少なくとも10°傾けて描出する必要があります（図4左）。パルスドプラの入射角度が30°の場合、血管を画面に水平に描出しても角度補正は60°以内で測定可能です（図4右）。

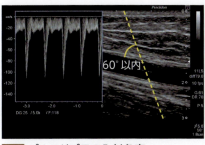 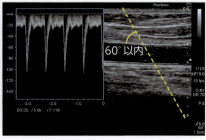

図4 パルスドプラの入射角度
パルスドプラの入射角度が20°の場合（左）、血管を最低10°傾けて描出する必要がある。パルスドプラの入射角度が30°の場合（右）は、血管を画面に水平に描出しても角度補正は60°以内になる。

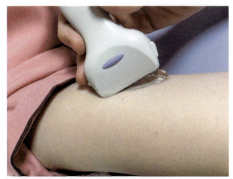

図5 血管を斜めに描出する場合
血管を水平画像から傾けて斜めに描出する際は、プローブの片側にエコーゼリーを多く塗布する。

しかし、パルスドプラの入射角度を大きくするほどドプラ感度が低下するため、血管が深い場合や石灰化が強いときなど、血流速波形が表示されにくいため注意が必要です。

血管を水平画像から傾けて斜めに描出するためには、プローブの片側を浮かし、反対側を皮膚に押さえつけるようにします。その際、プローブを浮かす側にエコーゼリーを多く塗布すると描出が容易になります（図5）。

③ 血流量の測定方法

自己血管内シャント

　血流量を測定する際に、シャント静脈で正しく測定することは困難です。なぜなら、静脈内は血流が乱れていることが多いからです（図1左）。また、短軸像で観察すると血管断面が正円でないことが多く（図1右）、血流評価部位として適していません。したがって、自己血管内シャントの血流量測定では上腕動脈を用います。

　上腕動脈は血流が安定しやすく、圧迫しても血管が変形しにくいため、測定が容易です。また、上腕動脈血流量はシャントの状態をよく反映しており、自己血管内シャントにおける脱血不良の発生予測としても非常に有用な指標です[1]。ただし、上腕動脈血流量は末梢循環を担う血流量とシャント血流量の和であり、シャントそのものの血流量ではありません。シャント血流量に比べて末梢循環を担う血流量はごくわずかであり、上腕動脈血流量はシャント血流量に依存していることを理解しておきましょう。

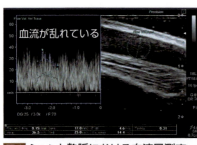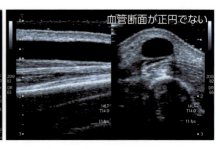

図1 シャント静脈における血流量測定
シャント静脈は血流が乱れている場合が多く（左）、正確な測定は困難である。また、短軸像での血管断面が正円でないことも多い（右）。

人工血管内シャント

　以前は人工血管内で血流量が測定されていましたが、最近では自己血管内シャントと同様に上腕動脈で測定されることが多くなっています。当院では、上腕動脈と人工血管内の両方で血流量を測定しています。通常は、人工血管内血流量より上腕動脈血流量のほうが約100mL/min程度多くなります。しかし、上腕動脈に人工血管を吻合した場合に限り、人工血管内血流量のほうが多くなることがあります。その場合は、スチール現象が発生している可能性が高く、スチール症候群（末梢の虚血）を疑う判断材料となります[2]。
　また、人工血管内シャントでは、狭窄が発生して血流量が低下しても、RIの変化はごくわずかであるため、RIの有用性は低いです。

血流量測定の手順

　血流量測定の代表的な手順を以下に示します（測定手順は超音波診断装置により多少異なります）。

①短軸像で上腕動脈を特定し（図2左）、プローブを90°回転させて長軸像を描出します（図2右、WEB 1）。

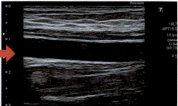

図2　上腕動脈の描出（WEB 1）
短軸像で上腕動脈を特定し、プローブを90°回転させて長軸像を描出する。

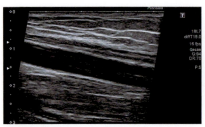
図3 角度をつけた上腕動脈長軸像(WEB 2)

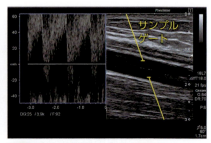
図4 パルスドプラの入射(WEB 3)
パルスドプラを入射し、サンプルゲートを血管内におさめ、血流速波形を描出する。

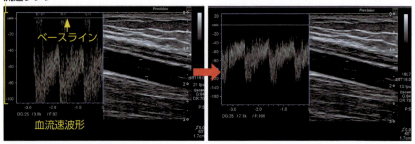
図5 血流速波形の調整(WEB 4)
ベースライン(基線)と流速レンジを調整し、血流速波形が画面内におさまるように設定する。

②上腕動脈に角度をつけて斜めに描出します(図3、WEB 2)。
③パルスドプラを入射し、サンプルゲートを血管内におさめて血流速波形を描出します(図4、WEB 3)。サンプルゲートの幅は、血管からはみ出さない最大径まで広げます。
④ベースライン(基線)(図5左)と流速レンジを調整し(図5右)、血流速波形が画面内におさまるように設定します(WEB 4)。
⑤パルスドプラの入射角と血管走行のなす角度を60°以内にします(角度補正を60°以内にする)(図6、WEB 5)。
⑥安定した血流速波形が描出されたらフリーズボタンを押します。
⑦血流速波形の1心拍をトレースし、時間平均血流速度(time-averaged flow velocity；TAV)を算出します(図7)。血流速波形のトレースは、超

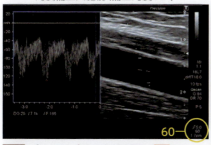
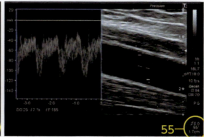

図6 パルスドプラの角度補正(WEB 5)

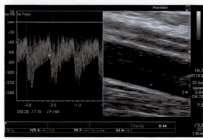

図7 時間平均血流速度の算出
血流速波形の1心拍をトレースし、時間平均血流速度(TAV)を算出する。

図8 血流量の算出

音波診断装置や装置の設定により異なります。1心拍分の時間軸を指定するとTAVを自動計算するものや、フリーズボタンを押すと描出された波形すべてがトレースされてTAVが算出されるものなどがあります。

⑧血管径を計測し、血管径から求めた断面積とTAVの積で血流量を算出します(図8)。

血流量測定の一連の流れは、WEB 6を参照してください。

血流量を測定する際のポイント

　血流量測定の手順はそれほど複雑ではありません。しかし、血流量を正確に測定するためには誤差が出る要因を理解する必要があり、ただやみくもに実践を重ねるだけでは正確な測定はできないと考えます。血流量測定時の重

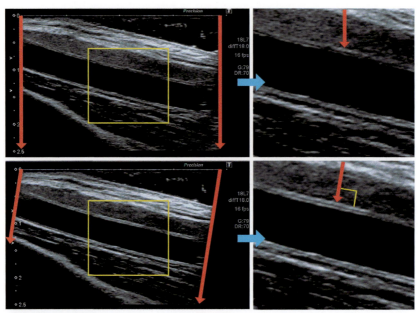

図9 超音波断層像のステアリング機能（WEB 7）
上の画像では血管壁に超音波ビームが直交していないため、血管壁の描出がやや不明瞭となっている。下の画像のように超音波断層像のステアリング機能によって血管壁に直交するよう超音波ビームを斜めから送信すると、血管壁が明瞭に描出できる。

要なポイントは、大きく分けて次の二つです。

▶血管壁を明瞭に描出する

　血流量を測定する際は、血管壁が明瞭に描出できていることが大前提となります。血管壁が不明瞭であれば、長軸像が正中断面で描出できていない可能性が高いです。正中断面で描出できていなければ、血管径を計測する際に過小評価することになります。また、血流速度は血管の中心部がもっとも速いため、正中断面で描出できていなければ最高血流速度をとらえていない可能性もあり、過小評価の原因となります。

1）血管壁を明瞭に描出するためのテクニック①

　血管壁を明瞭に描出するためには、超音波ビームを血管に直交させるよう心がけましょう。血管に角度をつけて描出すると、超音波ビームが血管に直

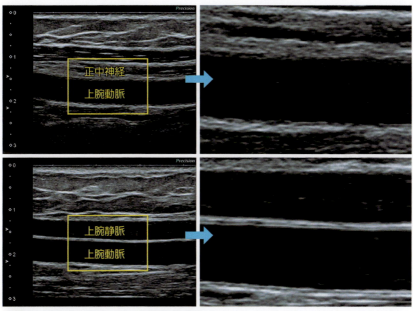

図10 上腕静脈を利用した上腕動脈の描出
上の画像では、上腕動脈の直上に正中神経があるため、上腕動脈血管壁の描出がやや不明瞭となっている。下の画像のように上腕動脈の直上に上腕静脈が位置するように描出すると、超音波の減衰が少なくなり血管壁が明瞭に描出できる。

交せず血管壁の描出が悪くなります（図9上）。したがって、ステアリング機能で超音波ビームを斜めから送信して血管に直交させると、血管壁は明瞭に描出されます（図9下、WEB7）。

2）血管壁を明瞭に描出するためのテクニック②
　上腕動脈を描出する際に、並走する上腕静脈が真上に位置するよう描出すると血管壁はより明瞭になります（図10下）。これは、血管内を通過するときは超音波が弱くなりにくい（減衰が少ない）ことを利用したテクニックです。描出するコツとしては、短軸像で上腕動脈と上腕静脈の位置関係を確認し、動静脈が上下に位置するように、プローブを当てる角度を変えます。そして、その位置関係を保ったままプローブを90°回転させます（WEB8）。ただし、このテクニックは全例で使えるわけではなく、動静脈の位置関係によっては困

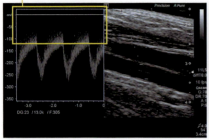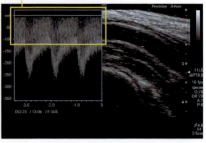

図11 血管内の血流の安定性の確認
乱流が混じり、低流速成分が著明に描出されると、TAVが低くなり過小評価となる。左の画像と右の画像は同一症例であるが、左の画像では低流速成分が少なく層流となっている。一方、右の画像では、乱流が混じっているため低流速成分の輝度が高くなっている。

難な場合もあります。

▶パルスドプラのサンプリングポイントの設定

　血流量測定において、最大の誤差要因となるのが血管のどの部位で測定するかです。内シャントは血流量が多く、血管内に乱流も発生しやすいです。したがって、いかに血流の安定した部位で血流速度を測定するかが最大のポイントです。

　血管内の血流が安定しているかどうかは、血流速波形を見ることで判断できます。安定した血流では、低流速成分がほとんど描出されずに黒く抜けた画像となります（図11左）。一方、乱流が混じるような部位では、波形全体に血流シグナルが表示される（全体が白く描出される）ため、TAVは低くなり、結果として過小評価の原因となります（図11右）。

引用・参考文献

1）山本裕也ほか．自己血管内シャントにおける脱血不良発生と超音波検査における機能評価および形態評価との関連性．日本透析医学会雑誌．45(11)，2012，1021-6．
2）山本裕也ほか．"超音波パルスドプラ法による人工血管内シャント血流量測定部位別の基礎的検討"．アクセス2013．腎と透析74巻別冊．東京，東京医学社，2013，165-7．

血流量測定が困難な場合の対処法

蛇行した上腕動脈での血流量測定

　内シャントを作製すると、静脈だけでなく動脈も大きく変化します。血管の太さだけでなく長さ方向にも発達するため、血管は蛇行します。蛇行した上腕動脈で血流量を測定する際は、血管走行を確認することで血流の安定している部位を特定することがおおむね可能です。血流が画面の左から右へ流れているものとして、パルスドプラを画面左上から右下へ入射した場合は図1の赤丸付近、画面右上から左下へ入射した場合は図1の黄丸付近の血

パルスドプラの入射が右斜め下方向の場合

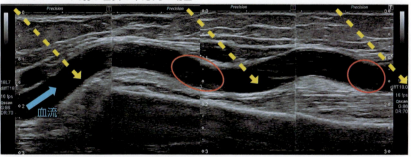

パルスドプラの入射が左斜め下方向の場合

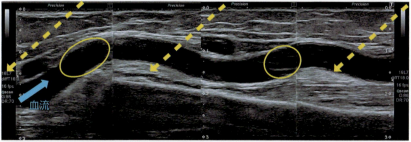

図1 蛇行した上腕動脈での血流量測定部位

流が安定していることが多いです。

パルスドプラの通過が不良な場合の血流量測定

　石灰化などにより超音波ビームの通過性が悪い場合は、血流速波形の描出が不明瞭となります（図2-❶）。その場合はカラードプラを併用し、カラーが表示されている部位を探します（図2-❷）。超音波ビームが通過している部位はカラーが表示されるため、その部位にパルスドプラのサンプルゲートを当てれば血流速波形が表示されます（図2-❸）。血流量測定時はカラードプラを解除します（図2-❹、WEB 1）

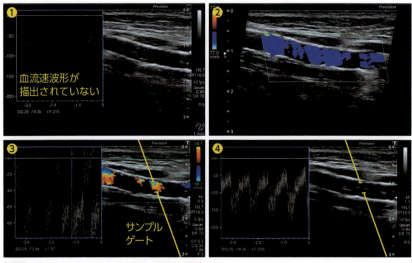

図2 パルスドプラの通過が悪い場合（WEB 1）
❶動脈の石灰化が強く、血流速波形が描出されていない。
❷カラードプラを併用して超音波ビームが通過している部位を特定する。
❸カラーが表示される部位にパルスドプラのサンプルゲートを置く。
❹血流速波形が明瞭に描出されている（カラードプラは解除）。

不整脈を有する症例の血流量測定

　心房細動などの不整脈を認める場合は、パルスドプラの送り速度(スイープスピード)を遅くし、多くの血流速波形をトレースすることで不整脈によるばらつきを軽減できます(図3、WEB 2)。

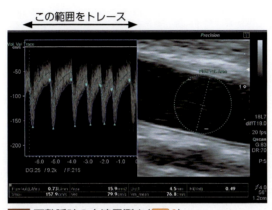

図3 不整脈時の血流量測定(WEB 2)
不整脈時は、血流速波形を複数拍トレースする。

上腕動脈高位分岐症例に対する機能評価

　上腕動脈は通常、肘関節部付近で橈骨動脈と尺骨動脈に分岐しますが、約10%の割合で分岐が腋窩動脈より中枢に位置する上腕動脈高位分岐症例が存在します。短軸像で上腕動脈を特定する際に動脈が2本観察されれば上腕動脈高位分岐です(図4左、WEB 3)。長軸像で2本の血管の血流が末梢へ流れていることも確認します(図4右)。上腕動脈高位分岐症例は、上腕動脈での機能評価が困難です。筆者の検討では、上腕動脈高位分岐症例に対しては、上腕部の橈骨動脈と尺骨動脈の血流量を測定し、その和が上腕動脈血流量を代替することが可能であることが示唆されました[1]。また、上腕動脈高位分岐症例に対して血管抵抗指数(resistance index；RI)による評価はできません。

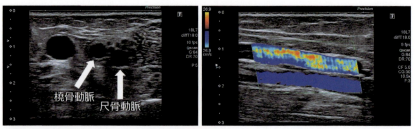

図4 上腕動脈高位分岐での機能評価（WEB 3）
上腕部の短軸像で動脈が2本確認されれば、上腕動脈高位分岐と判断する（左）。長軸像では、2本の血管が末梢側へ流れており、両血管とも動脈であることが確認できる（右）。

引用・参考文献

1) 山本裕也ほか．"上腕動脈の高位分岐症例に対する基礎的検討"．アクセス2014．腎と透析77巻別冊．東京，東京医学社，2014，120-2．

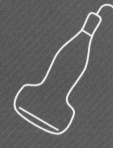

第8章

自己血管内シャント(AVF)のルーチン検査

① ルーチン検査の概要

ルーチン検査のおおまかな流れ

　ルーチン検査の流れを図1に示します。エコー検査を始める前には、かならず臨床症状の有無を確認し、理学的所見をとりましょう。事前にこれらの情報を得ることで、シャントの状態をおおむね把握することができ、関連する病変の部位や程度を推測することができます。また、臨床症状と理学的所見を組み合わせて考えることで、精度の高いエコー検査を行うことができます。加えて効率よく検査を進めることができるため、時間短縮につながります。

エコー検査を始める前に：臨床症状の把握

　エコー検査を始める前には、かならず臨床症状を確認する必要があります。なぜなら、臨床症状を確認することで、疑わしい疾患や病態を絞り込むことができるからです。各臨床症状に関連する病態を表1に示します。臨床症

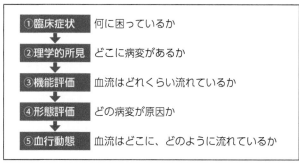

図1 ルーチン検査の流れ

表1 各臨床症状に関連する病態

臨床症状	疑うべき病態	病態の解説
臨床症状なし	異常なしまたは血流不全	臨床症状がない場合でも、シャントに問題がないとはいいきれない。動脈側穿刺部と静脈側穿刺部との間に狭窄が存在すれば、脱血不良も静脈圧上昇も出現しない。これを放置しておくと、突然シャントが閉塞するため注意が必要。
脱血不良	血流不全	動脈側で透析に必要な血流量が得られなくなることであり、シャントエコーの検査依頼でもっとも多い臨床症状。
静脈圧上昇	血流不全	静脈側穿刺部あるいはそれより中枢側に存在する狭窄や閉塞が原因となって血管内圧が上昇する。
穿刺困難	穿刺部血管の異常	穿刺部の近傍に狭窄や閉塞、静脈弁、壁在血栓などがある場合に針先がそれに当たる。また、血管の蛇行によって穿刺針がうまく血管内に留置されない場合もある。さらに、穿刺技術が問題になることもある。
シャント肢の腫脹	静脈高血圧症	シャント本幹に狭窄や閉塞が存在すると、心臓に戻る血流量が制限され、余った血流が末梢にうっ滞する。これによって腫脹を伴う。責任病変が存在する部位によって腫脹する範囲は異なり、そのことが責任病変の部位を推測するうえで重要な手がかりとなる。腫脹の有無や程度をみる場合は、非シャント肢（腫脹していないほうの腕）と比較するとよい。
手指の冷感、潰瘍、壊疽	スチール症候群	シャントに多くの血流が流れ、吻合部より末梢側の動脈血流量が減少し、手指が虚血の状態になる。その結果、手指の冷感や潰瘍、重篤になれば壊疽になる。
穿刺部の発赤炎症反応高値	シャント感染	感染から敗血症になると生命にかかわる危険な合併症の一つ。
心不全症状	過剰血流	シャントの存在自体が心機能に影響を与えている。息切れや動悸などの心不全症状が出現する。
血管の膨隆	シャント瘤	いわゆる"こぶ"。表面に光沢があったり短期間で急速に増大したりするものは、破裂の危険性があるため注意を要する。

状から病態をすぐに連想できるようにしておきましょう。臨床症状の意味を理解すると、どこを重点的に観察すべきかがわかるようになります（表2）。つまり、"ツボ"を押さえた検査ができます。

表2 各臨床症状・病態に応じた観察部位

症状・病態	重点的に観察すべき部位・項目
脱血不良	吻合部から動脈側穿刺部までの病変または動脈系
静脈圧の上昇 止血困難	静脈側穿刺部より中枢側の病変または静脈側穿刺部そのもの
穿刺困難	穿刺部近傍の狭窄、閉塞、血栓、静脈弁などの有無
静脈高血圧症	吻合部直上から中心静脈領域までさまざまな部位の責任病変。腫脹範囲を参考にする。
スチール症候群	吻合部より末梢の動脈血流
感　染	発赤部位とその近傍
過剰血流	動静脈の拡張および吻合口、ならびに血流量（血流量は過剰になる）
瘤	瘤とその前後

エコー検査を始める前に：理学的所見の確認

　シャント観察の基本は、視診、触診、聴診です。これらの理学的所見の観察をエコー検査実施前にかならず行いましょう。

▶視　診

　視診でシャント肢に異常がみられた場合に考えられる合併症を表3に示します。異常所見から合併症をすぐに連想できるようにしておきましょう。また、視診で血管走行も確認しておきましょう。

▶触　診

1）良好なシャント

　触診で得られる情報量は多いです。良好なシャント（図2）は、全体的にスリルを触知します。ただし、吻合部から離れるほどスリルは弱くなります。

2）狭　窄

　狭窄がある場合の触診所見を図3に示します。吻合部直上に狭窄がある場合（❶）、吻合部では拍動となり、その中枢側で突然強いスリルを触知し、その後はスリルが弱くなっていきます。一方、吻合部から離れた部位の狭窄（❷）では、触知するパターンは❶と同じです。すなわち、狭窄部では強い

表3 視診で異常がみられた場合に考えられる合併症

症　状	疑われる合併症
血管のへこみ	狭窄、閉塞
シャント肢の腫脹	静脈高血圧症
静脈の怒張（側副血行路の形成）	静脈高血圧症、過剰血流
潰瘍、壊疽	スチール症候群
穿刺部の発赤	シャント感染、血栓性静脈炎
血管の拡張	過剰血流
血管の膨隆	瘤、過剰血流

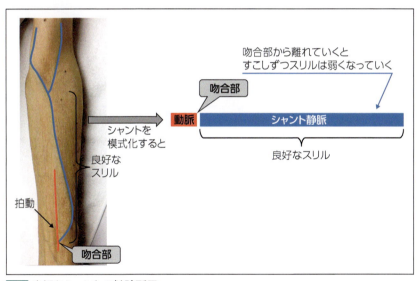

図2 良好なシャントの触診所見

　スリルを触れ、その末梢ではシャント静脈は拍動になり、狭窄部より中枢ではスリルが弱くなります。触診で狭窄を探す場合、シャント静脈が拍動していると、かならずその中枢に狭窄が存在するため、覚えておきましょう。また、狭窄が高度であるほど、拍動の程度も強くなります。

　図3の❸のようにシャント静脈ではなく動脈側に狭窄がある場合、シャント静脈の血管内圧は低くなり、血管の張りがなくなるのが特徴です。この

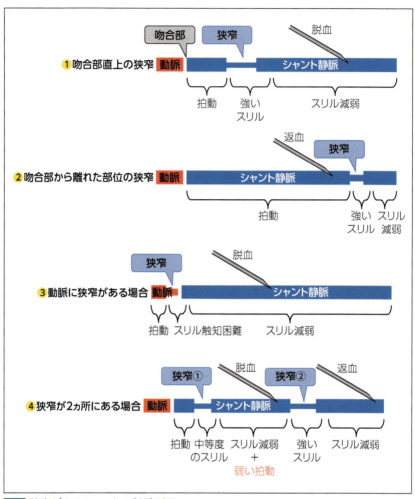

図3 狭窄があるシャントの触診所見

パターンでは静脈に拍動は触れません。また、図3の❹のように狭窄が2ヵ所に存在するパターンでは、吻合部直上の狭窄によって拍動→中等度のスリル→スリルの減弱と続きますが、一つ目の狭窄部の中枢を注意深く触知すると、スリルの減弱とともに弱く拍動を触れます。この場合は、さらに中枢にも狭窄が存在している可能性があります。シャントでは、病変は複数箇所に

存在することも少なくないため、弱い拍動を見逃さないように注意深く観察する必要があります。

このように理学的所見をとることで、合併症の原因となっている主病変がどこに存在するかを予測することができます。

臨床症状と理学的所見との関係

▶脱血不良

臨床症状と理学的所見を組み合わせることで、シャントの概要を把握することができます。まずシャントエコーの依頼でもっとも多い脱血不良を例に解説します。

たとえば図3の❶の狭窄が高度である場合、スリルが減弱している部位から脱血すれば、脱血不良が発生します。注意すべきは、図4のように側副血行路を形成している場合です。このような症例では脱血不良が主訴であるため、吻合部から動脈側穿刺部までの間に狭窄の存在が疑われます。しか

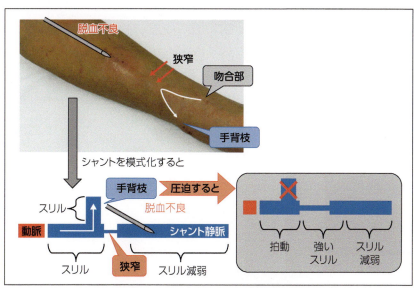

図4 側副血行路を形成している良好なシャントの理学的所見

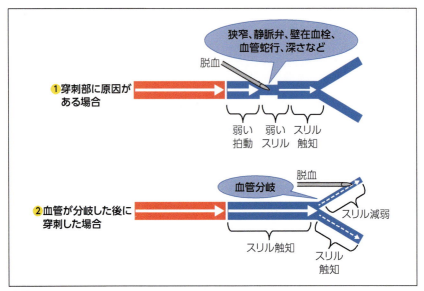

図5 脱血不良の理学的所見

し、触診では吻合部直上は拍動ではなく、スリルを触知します。シャント血流は動脈側穿刺部には多く流れず、手背枝に流れていることが推測されます。このような場合、手背枝を指で圧迫し、流れを止めることで吻合部直上は拍動に変化します。シャント本幹からすこし離れた部位にスリルを触れることが多く、側副血行路の存在に気づくことが重要です。

ほかにも、図5の❶のように穿刺部に狭窄や静脈弁、壁在血栓などがあれば、穿刺の障害になり脱血不良が発生します。この場合、狭窄部以外に穿刺すれば症状は改善します。また、図5の❷のように血管が分岐しており、血流が少ないほうの血管に穿刺した場合も脱血不良になります。この場合、分岐する前の、血管が1本になっている部位で穿刺すれば十分に脱血できると考えられます。いずれも理学的所見の基本を押さえておけば読み取れる情報です。

▶静脈圧の上昇

静脈圧の上昇は、122ページ図3の❷の場合に発生します。静脈側穿刺部は拍動しているため、さらに中枢の病変が疑われます。

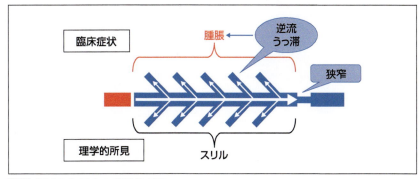

図6 静脈高血圧症の理学的所見（文献1より改変）

▶無症状

122ページ図3の❹は、臨床症状が出現しにくいパターンです。動脈側穿刺部より中枢に狭窄があるため、血流はうっ滞して血管内圧が上昇します。したがって、狭窄があるものの脱血は限りなく可能です。一方、静脈側穿刺部より中枢に狭窄がないため、静脈圧は上昇しません。このような症例では、無症状のまま狭窄が進行し、突然閉塞して血栓を形成します。したがって、強い拍動を見逃さないよう注意しましょう。

▶静脈高血圧症

静脈高血圧症（図6）は、狭窄の発現によって狭窄部より末梢に側副血行路が発達して血液がうっ滞し、それに伴ってシャント肢の腫脹を来すものです。

▶過剰血流

過剰血流（図7）では、血管が過剰に発達することで血管径や吻合口が大きくなります。その結果、血流量が過剰に増大し、心不全を来します。シャント静脈は中枢まで非常に良好なスリルを触知します。

▶瘤

図8の❶のように瘤の後に狭窄がある場合、瘤は拍動になり緊満感を伴います。逆に図8の❷のように瘤の前に狭窄がある場合、瘤は緊満感を伴わず、上肢を挙上すれば瘤はへこみます。

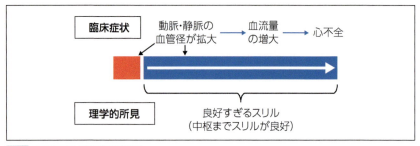

図7 過剰血流の理学的所見

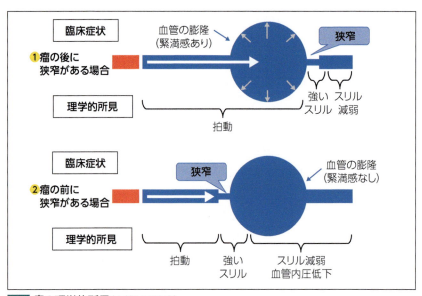

図8 瘤の理学的所見(文献1より改変)

理学的所見とマッピング

　エコーを活用すれば、血管がどのように分岐し、どこで合流しているかがわかります。しかし、エコーで得られる情報は断片的な部分像であるがゆえに、全体像を把握することがむずかしく、視診、触診のほうが全体像を把握しやすいこともあります。したがって、エコー画像にとらわれず、腕をみて

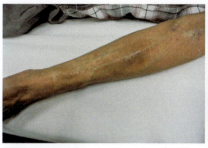 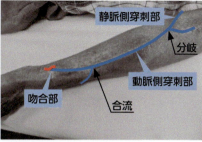

図9 理学的所見によるマッピングの例

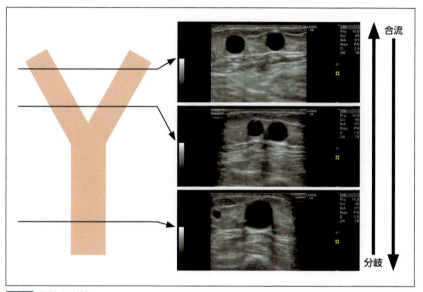

図10 分岐と合流

マッピングをとることも重要です。理学的所見で得られなかった情報をエコーで補足していくと効率がよいでしょう。

　まずは触診で吻合部とシャント本幹を確認します。次に動脈側穿刺部と静脈側穿刺部を確認します。図9の症例の場合、吻合部の中枢側でシャント本幹と手背枝が合流しています。また、肘部で血管の分岐があります。駆血をすると触知しやすくなります。

　血管の分岐と合流を図10に示します。分岐と合流は逆の関係であり、マッ

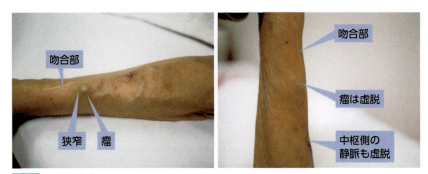

図11　上肢の挙上
瘤の末梢側に狭窄が存在するため、上肢の挙上(右)により瘤とその中枢側の静脈は虚脱する。

ピングはこのパターンのくり返しです。分岐と合流を理解すれば、血管走行がイメージしやすくなります。なお、手背枝に血流が逆流している症例では、その部位に良好なスリルを感じます。エコーでは見つけにくい場合があるため、エコー前のマッピングで確認しておきましょう。
　上肢の挙上も狭窄部位の推測に有用です。吻合部の直上に狭窄がある場合、狭窄部より中枢に狭窄がなければ、シャント肢の挙上で虚脱します(図11)。虚脱しない場合は、さらに中枢に狭窄が疑われます。

引用・参考文献

1) 小林大樹. "内シャント狭窄". 超音波検査症例集. 日本臨床衛生検査技師会編. 東京, 日本臨床衛生検査技師会, 2016, 106-9.

機能評価

　機能評価とは、シャント全体の血流の状態を把握するために行うものです。パルスドプラ法を用いて、上腕動脈の血流量と血管抵抗指数（resistance index；RI）を計測するのが一般的です（図、計測法の詳細や手順は第7章を参照）。

　機能評価では、上記の二つの指標が臨床症状や理学的所見から推測した合併症に一致する値になることを想定しながら検査を進めます。結果の解釈として、血流が低下（血流量が低下、RIが上昇）している場合は、その原因となっている狭窄や閉塞がかならず存在します。また、血流が良好であるからといって、そのシャントが良好である（病変がない）とはいえません。狭窄や閉塞があっても、それより末梢に側副血行路を形成している場合は、血流量は低下せず、RIも上昇しません。すなわち、機能評価においては見かけ上、良好なシャントになります。したがって、機能評価のみでシャントの良否を判断できないということに留意しましょう。

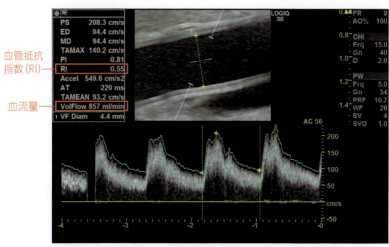

図　パルスドプラ法による機能評価

③ 形態評価

形態評価時のプローブ走査の基本

　ルーチン検査では、プローブ走査を行う手順などは決められていませんが、動脈から吻合部、最後に静脈というように系統的に検査を進めていけば見逃しはなくなります。エコー検査におけるプローブ走査の基本として、かならず2方向から観察しましょう。短軸で血管走行を、長軸で血管の詳細を観察します。その際、プローブによる血管への圧迫を避けましょう。
　カラードプラ法を併用すると病変を発見しやすいですが、血管外への色のはみ出しがあるため、注意が必要です。最近ではカラードプラ法よりもさらに高解像度のカラー表示法があり、血管外への色のはみ出しがきわめて少ないです(図1)。

形態評価の実際

▶動脈を追う

　自己血管内シャント(arteriovenous fistula；AVF)に関連する動脈としては、上腕動脈と橈骨動脈、尺骨動脈があります。ルーチン検査では、おもにシャント静脈に吻合されている動脈を描出します(図2)。上腕動脈で機能評価を行った後、上腕中央部付近から末梢側に向けて肘部の橈骨・尺骨動脈の分岐部、橈骨動脈起始部、前腕中央部の橈骨動脈、吻合部近傍の橈骨動脈を短軸と長軸の2方向から観察します(図3)。

▶吻合部を描出する

　吻合部近傍の動脈や静脈は短軸と長軸でも観察が可能ですが、動脈と静脈の継ぎ目は評価しにくいです。側端吻合の描出法を図4に示します。まず吻合部近傍で動脈と静脈の短軸像を描出します。2本の血管を同時に描出す

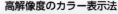
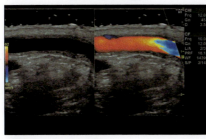
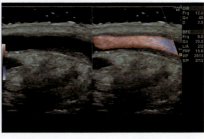

図1　カラードプラ像
カラードプラ法（左）に比べて、GEヘルスケア・ジャパンのB-Flow（右）ではブルーミング（色のはみ出し）が少ないため、血流の微細な観察ができる。

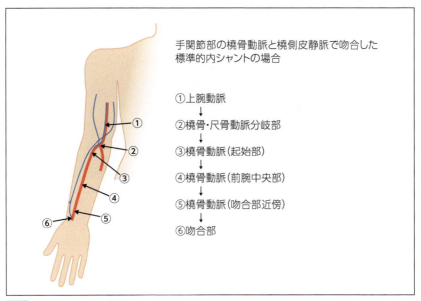

図2　動脈のルーチン検査

るため、プローブを側面に移動させ、動脈と静脈が縦方向で上下に位置するように描出します。次にプローブを約90°回転させて、動脈と静脈の長軸像を描出します。最後に吻合口が見えるようにプローブ走査の微調整を行います。この方法で描出することにより、吻合口に近い動脈や静脈の詳細な観察が可能です。なお、吻合している動静脈の角度によっては、この像が出な

131

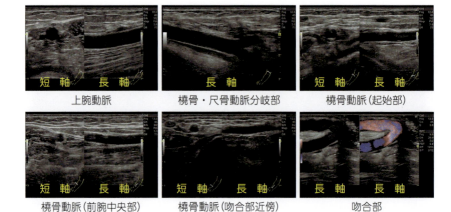

図3 動脈のエコー像

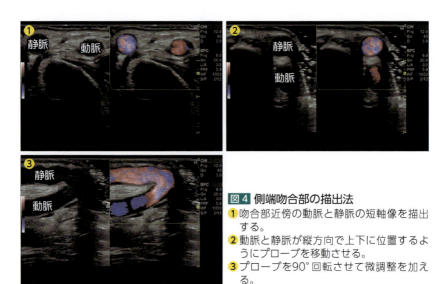

図4 側端吻合部の描出法
① 吻合部近傍の動脈と静脈の短軸像を描出する。
② 動脈と静脈が縦方向で上下に位置するようにプローブを移動させる。
③ プローブを90°回転させて微調整を加える。

場合もあります。

　吻合方法は、側端吻合のほかに側側吻合などもありますが、基本の描出テクニックは側端吻合の場合と同じです。どの断面であれば複数の血管が同時に描出できるかを短軸像からイメージし、さまざまな角度から描出することが重要です（図5）。

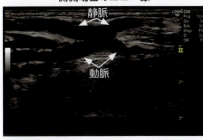
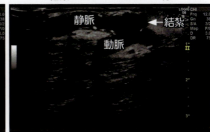

図5 側側吻合のエコー像

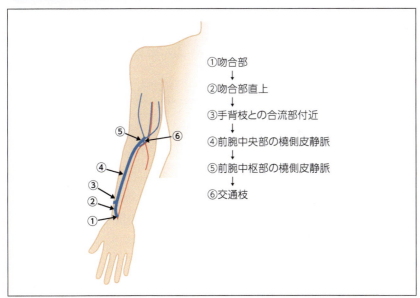

図6 前腕部シャント静脈のルーチン検査

▶肘までを観察する

　AVFに関連する静脈としては、橈側皮静脈と肘正中皮静脈、尺側皮静脈、交通枝、上腕静脈があります。ルーチン検査では、吻合部から上腕中央部付近までを描出します（図6）。前腕部の走査では、吻合部から橈側皮静脈を中枢に向けて観察します。動脈と同様に短軸と長軸の2方向から観察します。
　吻合部近傍は狭窄の好発部位です。手背枝が合流する部位から肘部までの

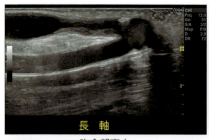 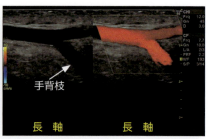

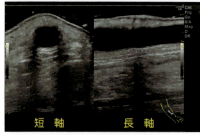 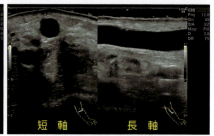

図7 前腕部シャント静脈のエコー像

　橈側皮静脈は、ほぼまっすぐ肘部の正中に向けて走行します。橈側皮静脈と手背枝の描出では、血管の側面から描出すると、両者の位置関係が理解しやすいです。また、手背枝が順行性に流れているか、逆流しているかの判断も容易になります。前腕中枢部の橈側皮静脈は、やや血管走行が深くなるため、触診による評価がむずかしい場合があります。このような部位こそエコーで注意深く観察する必要があります（図7）。

▶肘上部を観察する

　肘上部の静脈では、橈側皮静脈、肘正中皮静脈、交通枝に分岐します（図8）。肘上部での橈側皮静脈は、すこし外側に方向を変えて走行した後、上腕部の外側を中枢に向かって走行します。一方、肘正中皮静脈は、肘部の上腕動脈の上方を交差し、さらに内側へ走行します。そして、肘上部で上腕の尺側皮静脈と合流し、中枢に向かいます。交通枝は、肘部の橈側皮静脈と深部静脈である上腕静脈とをつなぐ連絡路であり、それらの連続性を確認します。肘上部も血管走行が深くなり触診では確認できないため、エコーで十分に観察

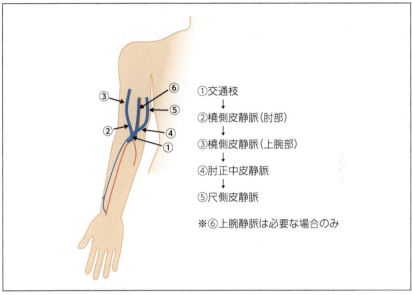

図8 肘上部のシャント静脈のルーチン検査

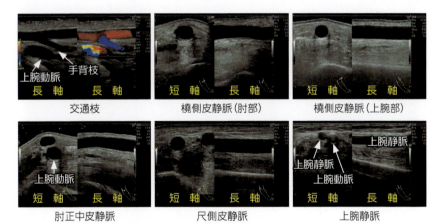

図9 肘上部のシャント静脈のエコー像

する必要があります（図9）。肘上部の血管は、エコーで得られる短軸像と長軸像から立体的にイメージすることが重要です。

なお、ルーチン検査では、上腕中央部付近までの動静脈を走査範囲として

いますが、中枢側の病変が疑われる場合は、その限りではありません。臨床症状の原因となっている病変を指摘することがエコー検査の役割であり、症例によっては中心静脈領域（腋窩静脈や鎖骨下静脈など）まで観察範囲を広げて検査を行うべきです。

▶ 肘部に作製した自己血管内シャント

　肘部で吻合したAVFは、エコーで見るとやや複雑です。しかし、基本の解剖図を熟知していれば、どの静脈と動脈が吻合されているかが理解できるようになります。基本的な吻合パターンを図10に示します。ただし、一部の血管が閉塞すると、血行動態が変化します（図11）。したがって、これらのパターンを知っておくことで、どこに血流が流れているかを推測しながら検査を進めることができます。

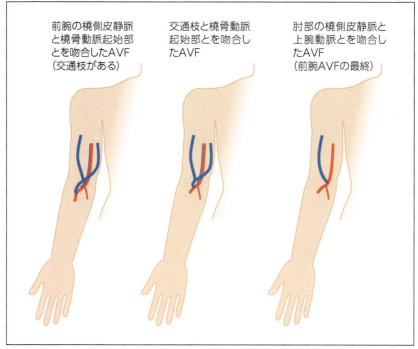

図10　肘部付近で吻合した自己血管内シャントの基本パターン

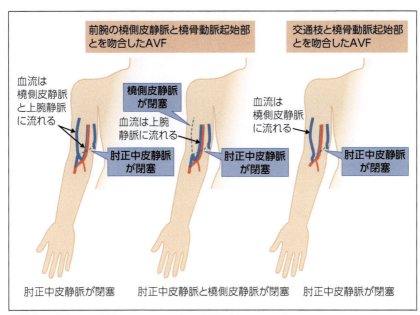

図11 肘部の自己血管内シャントで血行動態が変化したパターン

レポートの作成方法

　エコー検査におけるレポートの役割は、実際に検査して得られた情報を正確に伝達することであり、つねにこのことを意識してレポートを作成しなければなりません。レポートは、簡潔で理解しやすい表現を用いて記載するべきです。施設ごとに臨床から求められる内容が異なるため、その施設に合った報告書の形式を使用するとよいでしょう。

　当院で作成しているレポートの一例を図に示します。機能評価として、上腕動脈の血流量と血管抵抗指数（resistance index；RI）を記載しています。形態評価では、左側の腕のシェーマに血管走行を記載し、同時に走査した部位を記載しています。つまり、観察した範囲と、観察していない範囲を明確にしています。また、動脈は赤線、静脈は青線に色分けし、狭窄部位は細い線で、非狭窄部は太い線で表現しています。これにより、直感的に病変がどこに存在するかをイメージしやすくしています。ちなみに閉塞病変においては、非血栓性閉塞は細い点線で、血栓性閉塞は太い点線で記載するようにしています。

　病変部の詳細は、フリーハンドで記載した拡大シェーマで表現しています。血管の太さの違いなどを直感的にイメージできるようなシェーマの記載を心がけています。

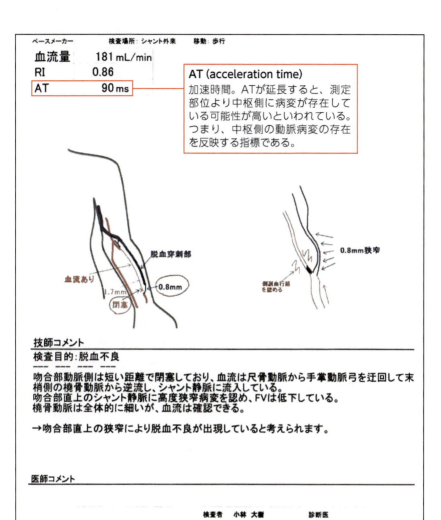

図 当院で使用しているレポートの形式

column

理学的所見とエコー所見を組み合わせて検査の精度を上げる

飯田橋春口クリニック臨床検査部
橋本瑞穂

　私はもともと臨床検査技師として、心エコーや腹部エコーを撮っていました。シャントエコーを撮り始めたのは今のクリニックに来てからで、それまでシャントエコーの経験はおろか、存在すら知りませんでした。

　シャントエコーを始めて間もないころは、まず「エコーで見て狭窄や血管走行を詮索する」→「症状の説明をつける」という順番で行っていました。しかし、この順番で検査すると、どの血管をどこまで追えばよいのかがわからず、またいくつか狭窄部がある場合もどこが原因部なのかがわかりづらくなります。さらに、血管の全体像を確認してから穿刺部を考えていくことになるため、余計な時間もかかります。したがってはじめのころは、前回のエコー所見とまったく同じところをまったく同じところまでみることしかできませんでした。

　今は「症状から理学的所見で推察する」→「エコーで観察する」という順番で検査しています。エコー検査をする前に見るポイントを粗方絞っているため、時間はかけていないのに見落としは減った気がします。この順番で検査をすることで、以前まで指摘されなかった、または進行した狭窄を発見できることもあります。

　逆に、理学的所見では気づかずに、エコーをみてはじめてわかることもありました。触診で「硬いな……中枢に狭窄があるのかな？」と思ったらエコーで壁在血栓が確認されたり、聴診で「ここだけ違う音がする……狭窄音かな？」と思ったらエコーで乱流の音だったことが判明したりしたことがあります。今も、血流量の少ないシャントだと、理学的所見だけでは判断がつけられないことも多いです。そんなときに、エコー検査ではじめて狭窄が見つかるなどということもよくあります。ただ最近は、その後に触診してみるなど、「エコー検査→理学的所見」の順番も取り入れています。

　理学的所見→エコー検査→理学的所見……と、自分のなかで両者の相関性を上げていくと、両方の精度が自然と上がっていくように思います。

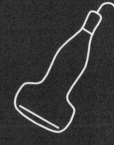

第9章

人工血管内シャント（AVG）
のルーチン検査

ルーチン検査の概要

ルーチン検査のおおまかな流れ

　人工血管内シャント（arteriovenous graft；AVG）におけるルーチン検査の流れは、自己血管内シャント（arteriovenous fistula；AVF）と同様です（118ページ図1を参照）。エコー検査を始める前に、かならず臨床症状の有無を確認しましょう。なお、AVGにおいても理学的所見は重要ですが、AVFほど得られる情報は多くありません。グラフトの壁が厚いためスリルを触知しにくいですが、多くの症例を経験することによって、シャントの状態や病態を推測できるようになります。

エコー検査を始める前に：臨床症状の把握

　AVFと同様に、エコー検査を始める前に臨床症状の有無をかならず確認します。AVG症例に出現する各臨床症状に関連する病態を表1に示します。

エコー検査を始める前に：理学的所見の確認

　グラフトは血管壁が厚く、吻合に用いる動静脈は走行が深いため、理学的所見の評価はむずかしいです。したがって、エコーを用いて評価する意義が大きいです。
▶視　診
　視診では、シャント肢の腫脹や穿刺部位の発赤の有無などを観察します（表2）。
▶触　診
　触診の基本はAVFに準じます。責任病変の部位と触診所見との関係を

表1 AVG症例に出現する各臨床症状に関連する病態

臨床症状	疑うべき病態	病態の解説
穿刺がむずかしい	グラフト狭窄、壁肥厚、穿刺技術の問題	穿刺部に内膜肥厚を伴う狭窄や閉塞があれば穿刺が困難になる。穿刺技術が問題になる場合もある。
シャント肢が腫脹している	静脈高血圧症	発症機序はAVFと同様である。AVGでは、前腕部または上肢全体が腫脹する。流出路静脈や鎖骨下静脈、腕頭静脈の病変が原因になることが多い。
手指の冷感、潰瘍、壊疽を認める	スチール症候群	動脈側吻合部より末梢側の循環不全が原因。上腕動脈吻合のAVGで発症しやすい。過剰血流が原因で本症を発症する場合もある。
穿刺部の発赤を認める 炎症反応が高値を示す	グラフト感染	穿刺に伴うグラフト感染。グラフトは人工物であるため、抗生物質の投与で治癒しにくい。敗血症になると生命にかかわる。
心不全症状を認める	過剰血流	AVGは還流する血流量が多いため、状況によっては心不全を発症しやすい。息切れや動悸などの心不全症状が出現する。
穿刺部が膨隆している	仮性瘤	穿刺部において、不十分な止血操作で発生しやすい。

表2 視診から考えられるAVGの合併症

症　状	疑われる合併症
シャント肢の腫脹	静脈高血圧症
静脈の怒張（側副血行路の形成）	静脈高血圧症、過剰血流
潰瘍、壊疽	スチール症候群
穿刺部位の発赤	シャント感染
グラフトの膨隆	仮性瘤、血清腫

表3 に示します。AVGの触診で注意すべきは、流出路静脈で触知するスリルです。流出路静脈では強いスリルを触れるため、血流が良好と判断しがちですが、流出路静脈に狭窄が存在する場合もこの部位にスリルを触知します。狭窄によるスリルの場合は、グラフトでは拍動になることを覚えておきましょう（図）。

表3 責任病変部位と触診所見

責任病変部位	動脈側吻合部	グラフト	静脈側吻合部	流出路静脈
良好なAVG	スリルを触知			
動脈側吻合部に狭窄がある場合	スリルを触知	スリルが減弱		
グラフト内に狭窄がある場合	拍動	グラフト内の狭窄部でスリルを触知	スリルが減弱	
流出路静脈に狭窄がある場合	拍動		スリルを触知	スリルが減弱

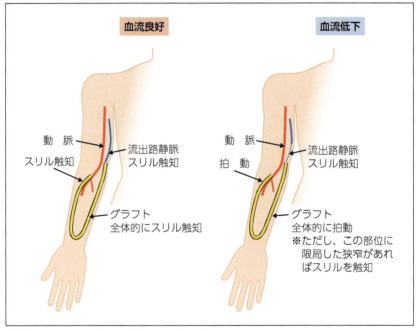

図 流出路静脈で触知するスリルの違い

　ガイドライン[1])では、「AVGのモニタリングとしての静脈圧測定が望ましい」とされています。静脈圧の上昇が狭窄病変の存在を示唆する指標となるため、参考にするとよいでしょう。静脈圧の上昇を認める場合、おもに流出路静脈の狭窄が原因であることが多いです。

表4 AVGでの各臨床症状・病態に応じた観察部位

症状・病態	重点的に観察すべき部位
静脈圧の上昇 止血困難	グラフトの静脈側穿刺部位より中枢側の病変
穿刺困難	穿刺部位近傍の狭窄・閉塞などの有無
静脈高血圧症	静脈側吻合部から中心静脈領域までさまざまな部位の責任病変。腫脹範囲を参考にする。
スチール症候群	動脈側吻合部より末梢側に流れる動脈血流
感染	発赤部位とその近傍
過剰血流	動静脈の拡張および血流量（血流量は過剰になる）
瘤	瘤と壁の厚さ
血清腫	腫瘤の大きさと血管圧迫の有無

　なお、AVGでは流出路静脈の狭窄が多いことから、脱血不良はほぼ発現しません。グラフトに動脈側穿刺部をとった場合、それより中枢側に狭窄が存在するからです。脱血が不良である場合は、閉塞、またはその寸前の状態です。

臨床症状と理学的所見との関係

　臨床症状と理学的所見を合わせて評価すると、疑われる合併症を絞り込むことができ、その後のエコー検査を効率よく行うことができます（表4）。

引用・参考文献
1) 日本透析医学会．2011年版 慢性血液透析用バスキュラーアクセスの作製および修復に関するガイドライン．日本透析医学会雑誌．44(9), 2011, 855-937.

② 機能評価

血流量の測定部位

　ガイドライン[1]では、「人工血管内シャント（arteriovenous graft；AVG）のサーベイランスとしてはバスキュラーアクセス（vascular access；VA）の血流量の測定を推奨する」とされており、管理を行ううえで重要な指標となります。以前はグラフト内の血流量を測定することが多かったのですが、最近ではAVFと同様に、上腕動脈の血流量を測定する傾向にあります。ただし、グラフト内での血流量測定も可能です（図1）。

　グラフト内血流量と上腕動脈血流量の違いとして、前者は分枝がなく1本の筒であるため、測定した部位での値が実血流量となります。一方、上腕動脈血流量は、末梢動脈の血流や測定部位近傍の分枝（細い分枝も含む）の影響を少なからず受けます。これらを理解したうえで評価する必要があります。

　自験例では、エコー検査により血流量測定や血管径の計測が可能であった拡張ポリテトラフルオロエチレン（expanded polytetrafluoroethylene；e-PTFE）グラフト使用の48例において、グラフト内血流量と血管内最小径の

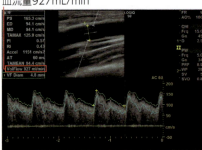
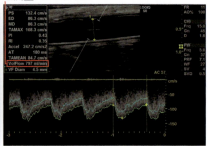

図1　機能評価（血流量測定）

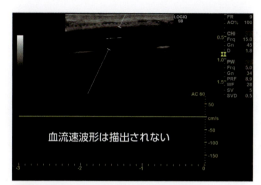

図2 PU製グラフトでのパルスドプラ法

相関係数はr＝0.74、上腕動脈血流量と血管内最小径の相関係数はr＝0.72でした。グラフト内血流量、上腕動脈内血流量ともに正の相関を認め、p＝0.857と有意差を認めませんでした。また、高血流であるほど差も大きくなる傾向にあり、平均すると14.5％の差を認め、グラフト内血流量より上腕動脈血流量のほうがわずかに高値でした。

近年では、シャント管理の普及によってグラフトが長期に維持できている症例も多いです。このような症例では、頻回の穿刺によるグラフト壁の不整や内膜肥厚を伴います。測定される血流量は狭窄の影響を受けるため、グラフト内では血流量を正確に計測できない症例が多くなってきたことも、上腕動脈血流量を採用している理由の一つと考えられます。

グラフトの種類による血流量測定の注意

　ポリウレタン（polyurethane；PU）製のグラフトでは、グラフト内に超音波ビームが通過しないため、血流量を計測することができないというデメリットがあります（図2）。上腕動脈血流量であれば、このような症例に対しても同じ基準で評価することができます。

引用・参考文献

1）日本透析医学会．2011年版 慢性血液透析用バスキュラーアクセスの作製および修復に関するガイドライン．日本透析医学会雑誌．44(9)，2011，855-937．

③ 形態評価

形態評価の実際

　ルーチン検査では、グラフトだけでなく、動脈や静脈も観察します。とくに動脈側吻合部や静脈側吻合部の近傍は狭窄病変の好発部位なので、注意して観察します。エコーを用いたルーチン検査の流れを図1に示します。

▶動　脈

　前腕ループ型人工血管内シャント（arteriovenous graft；AVG）では、グラフトは上腕動脈あるいは橈骨動脈の起始部に吻合されていることが多いです（図2）。上腕ループ型AVGでは、グラフトは上腕中央部の上腕動脈あるいは腋窩付近の動脈に吻合されていることが多いです。

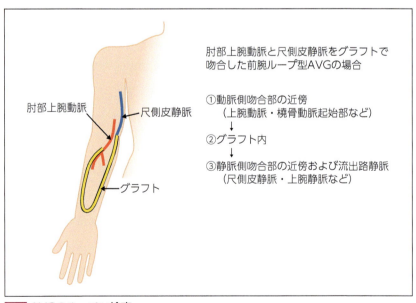

図1 AVGのルーチン検査

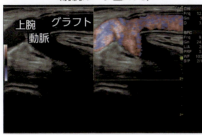
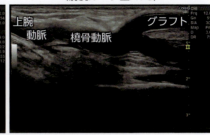

図2 AVGにおける動脈側吻合部のエコー像

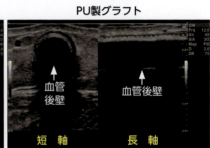

図3 グラフトのエコー像
e-PTFE製グラフトは血管壁が厚く、3層構造に描出される。PU製グラフトは、血管壁内に気泡を含むため、血管後壁の描出が不明瞭になる。

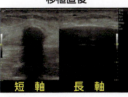
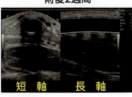
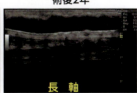

図4 e-PTFE製グラフトの経年的変化

▶グラフト

　グラフトの材質によって、エコーの見え方は異なります（図3）。また、経年的にエコーでの見え方が変化します。e-PTFE製グラフトでは、移植直後はグラフト内腔は観察できませんが、術後約2週間で観察できるようになり、それ以降も内腔の観察は可能です（図4）。一方、PU製グラフトは、移植直

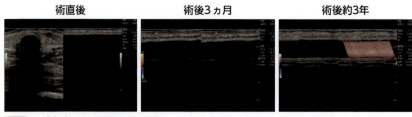

図5 PU製グラフトの経年的変化

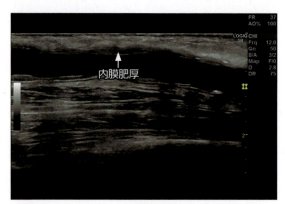

図6 頻回のPTAにより内膜が肥厚したグラフト

後のみならずしばらくの期間はグラフト内腔を観察できません。しかし、頻回に穿刺や止血をくり返すことで、血管壁内に内皮細胞が入り込み、穿刺部に限ってはグラフト内腔の観察が可能になります（図5）。ポリエステルエラストマーポリオレフィン（polyester elastomer polyolefin；PEP）製グラフトは、移植直後から観察が可能です。

　いずれのグラフトも、頻回の穿刺によって血管壁は不整になります。また、頻回の穿刺やくり返す経皮的血管形成術（percutaneous transluminal angioplasty；PTA）によって、内膜が肥厚します（図6）。

▶静　脈

　前腕ループ型AVG、上腕ループ型AVGでは、グラフトは上腕部の尺側皮静脈に吻合されていることが多いです（図7）。この静脈が適切でない場合は、上腕静脈（深部静脈）に吻合されることが多いです。

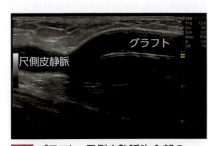

図7 グラフト−尺側皮静脈吻合部のエコー像

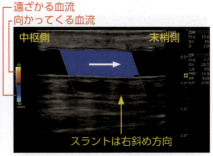

図8 グラフト内のカラードプラ像

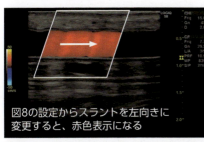

図8の設定からスラントを左向きに変更すると、赤色表示になる

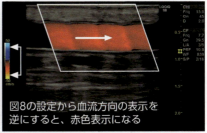

図8の設定から血流方向の表示を逆にすると、赤色表示になる

図9 さまざまな設定でのグラフト内のカラードプラ画像

　AVFと同様に、中心静脈領域に病変が疑われる場合は、積極的に中枢側まで観察します。

▶血流方向の同定

1）カラードプラ

　カラードプラを使用すれば、血流方向がわかります。一般的に、プローブに向かってくる血流は赤色、プローブから遠ざかる血流は青色で表示されます。

　グラフト内のカラードプラ像を図8に示します。エコー画像は、左が中枢側、右が末梢側となっています。また、スラント機能は右斜めの状態であり、カラー表示は向かってくる血流が赤色、遠ざかる血流が青色の条件で設定しています。したがって、図8では画面左から右へ血流が流れていることがわかります。ただし、同じ部位の画像でも、設定条件が変わると色の表示も変わることに注意しましょう（図9）。検査時は、プローブマークの方向（画面の表示方向）

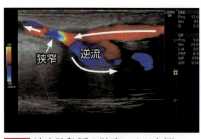

図10 流出路静脈の狭窄により末梢へ逆流する血流

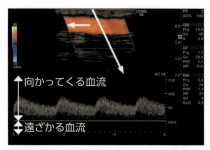

図11 グラフト内のパルスドプラ画像

とスラントの角度を基本的には統一しておくほうが理解しやすいです。変更せざるをえない状況では、原理を理解したうえで活用すべきです。

　AVG症例では、流出路静脈の狭窄により末梢へ逆流する血流を確認する際に、カラードプラを使用します（図10）。

2) パルスドプラ

　パルスドプラを使用すれば、血流方向がわかります。一般的に、プローブに向かってくる血流は基線より上方向、プローブから遠ざかる血流は基線より下方向に血流速波形が表示されます（図11）。

④ レポートの作成方法

　当院で作成している人工血管内シャント（arteriovenous graft；AVG）のレポートの一例を次ページの図に示します。上腕動脈血流量および血管抵抗指数（resistance index；RI）、シェーマを記載しています。AVGの形態はバリエーションが限られるため、自己血管内シャント（arteriovenous fistula；AVF）に比べるとシンプルです。術者にもよりますが、ほぼ決まった血管にグラフトをつなぐため、走行は比較的容易に把握できます。シェーマを描くには、AVG症例から始めると理解しやすいでしょう。

　バスキュラーアクセス（vascular access；VA）の種類や血管走行は多種多様です。血管の走行や太さを文字だけで表現することは非常に困難であり、長文になりやすく、伝えにくいです。そのため当院では、シェーマの記載を積極的に行っていますが、これはけっして容易ではありません。しかし、シェーマをうまく活用すれば、どこにどれぐらいの範囲にわたって、どの程度の病変が存在するかを表現しやすいです。これは、「伝えやすく、伝わりやすい」方法だと考えます。

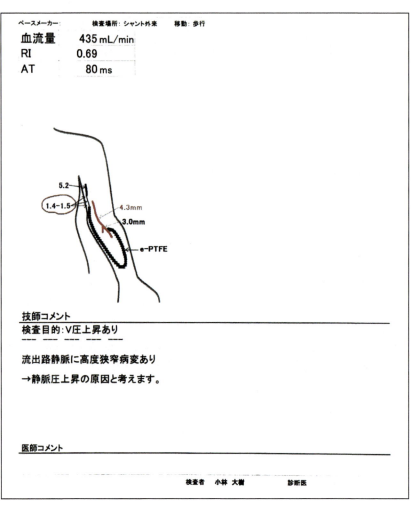

図 当院で使用しているレポートの形式

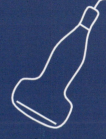

第10章

フローチャートと
イラストで見る
シャントトラブルの
病態と治療

① 脱血不良

脱血不良とは

　脱血する血管には、脱血設定量よりも100〜200mL/min程度多くの血流が必要といわれています。穿刺部シャント血管の血流不足が生じると、脱血不良となります。

　エコーでシャント血流量を測定できれば脱血不良を予測できますが、シャント静脈の血流量をエコーで直接測定することは非常にむずかしいです。これは、静脈では乱流が多く、血管径も定まっていないためです。エコーでは流速と断面積との積で血流量を測定しますが、シャント静脈ではどちらも正確な値を得ることができません。そのため、上腕動脈血流量を測定して、その値をシャント血流量の近似値として使用します。

脱血不良の診断と治療

▶血管分岐の有無の確認

　脱血不良を診断するには、まず動脈（脱血）側穿刺部を圧迫します。この際にシャントが拍動になる場合、穿刺部までに血管の分岐はありません。一方で、圧迫してもスリルがある場合は、穿刺部までに血管の分岐があります。それを確認してからエコーを行います（図1）。

▶動脈側穿刺部までに血管分岐がない場合

　血管分岐よりも吻合部側で脱血している場合は、穿刺部のシャント血流量と上腕動脈血流量が近似するため、上腕動脈血流量を測定すれば脱血可能かどうかがわかります。脱血量が200mL/minの場合を考えてみましょう。上腕動脈血流量が400mL/min未満となった場合は、脱血不良を生じる可能性があります（図2）。シャント静脈にあきらかな狭窄があれば、経皮的血管形

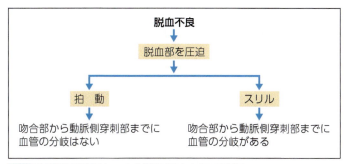

図1 動脈側穿刺部までの血管分岐の有無の確認

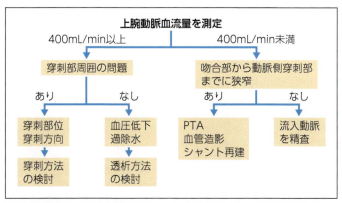

図2 吻合部から動脈側穿刺部までに血管分岐がなく脱血不良を認める場合の対処

成術（percutaneous transluminal angioplasty；PTA）や血管造影、シャント再建を考慮しますが、あきらかな狭窄を認めない場合は、流入動脈を精査します（図2）。

一方、上腕動脈血流量が400mL/min以上で脱血不良の場合は、外筒が狭窄部や血管後壁に当たっている可能性があるため、穿刺部周囲をエコーで精査します。穿刺部周囲にあきらかな狭窄を認めない場合は、透析中の低血圧や過除水などの原因を追究します（図2）。

▶動脈側穿刺部までに血管分岐がある場合

分岐後の血管で脱血している場合は、上腕動脈血流量だけから脱血不良を予測することは困難です。なぜなら、分岐の状態によっては、上腕動脈血流

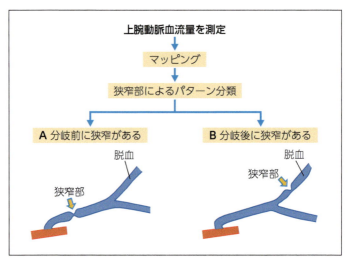

図3 吻合部から動脈側穿刺部までに血管分岐がある場合

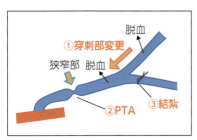

図4 分岐前に狭窄がある場合の対処

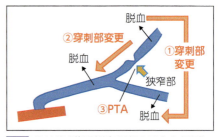

図5 分岐後（動脈側穿刺部より吻合部側）に狭窄がある場合の対処

量が1,000mL/minでも脱血不良になることがあるからです。この場合の脱血不良は、狭窄部の位置によって二つに分類できます（図3）。

　まず分岐前に狭窄を認める場合（図3A）は、血管を圧迫しながら分岐前の静脈を探し、そこで脱血しますが、それが困難な場合はPTAを施行してさらに血流量を増加させます。また、脱血していない側の静脈を結紮して、脱血部の血流量を増加させることもあります（図4）。分岐後の血管に狭窄がある場合（図3B）は、分岐の反対側の静脈または分岐前の静脈に動脈側穿刺部を移動させます。それが困難な場合は、狭窄部のPTAを施行します（図5）。

② 再循環

再循環とは

　再循環とは、返血した血液の一部が動脈（脱血）側穿刺部から再び吸引されることであり、再循環率が一定以上になると透析効率が低下します。再循環は、脱血不良と異なり透析中に気づくことは困難ですが、表のような所見があれば再循環を疑いましょう。また、透析後のデータ不良や予期せぬ透析効率の低下、患者の体調不良なども再循環を強く疑わせる所見であるため、患者の状態やシャントの状態に関して異変を感じた場合、まずは再循環を考えましょう。

再循環の診断と治療

　再循環は、①静脈（返血）側穿刺部より中枢に狭窄がある場合（図1）、②動

表　再循環を疑う所見
- 静脈側シャント血管の内圧が高く、その中枢側に狭窄が疑われる場合
- スリルが弱いにもかかわらず、脱血不良を生じない場合
- 動脈側穿刺部と静脈側穿刺部が近い場合

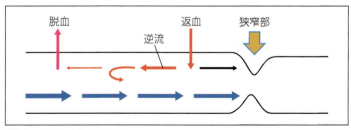

図1　再循環（静脈側穿刺部より中枢に狭窄がある場合）

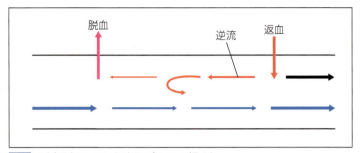

図2 再循環（シャント血流量が少ない場合）

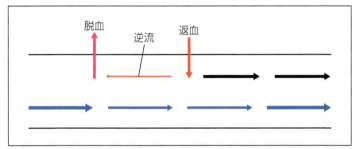

図3 再循環（動脈側穿刺部と静脈側穿刺部の針先が近い場合）

脈側穿刺部より末梢に狭窄があるため本来であれば脱血不良となるが、その部位より中枢の静脈で返血しているため再循環となる場合（図2）、③動脈側穿刺部と静脈側穿刺部の針先が近い場合（図3）が考えられます。再循環率が10％以上の場合は、何らかの対処が必要となります。まずは再循環の原因を突き止め、穿刺部の変更で対応が困難な場合は、PTAなどの治療を考慮します。

③ 瘤

瘤とは

　大小含めて、瘤のあるシャントは比較的多くみられます。瘤を認めた場合、まずは治療の緊急性の有無を判断します。緊急手術が必要な瘤は、①急速に増大するもの、②皮膚にびらんを有するもの、③皮膚からの距離が近いもの、④閉塞の危険があるものなどです。また、緊急性はありませんが、手術を検討する瘤は、①サイズの大きなもの、②頻回に炎症を来すもの、③瘤の前後に狭窄がありシャント機能が低下しているものなどです。それ以外の瘤は経過観察が可能です。ただし、将来的に手術が必要になる場合もあるため、定期的なサイズの記録、瘤の硬さの変化の評価、血流量の変化の記録などが必要です。

瘤の診断

　瘤は硬さに注目するとよいでしょう。軟らかい瘤は、患者の体質にもよりますが、過剰血流の有無を確認します。硬くても後壁まで押し込める瘤は、瘤の中枢側の狭窄が疑われます（図1）。後壁まで押し込めず、消しゴムのよ

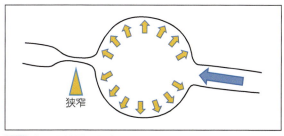

図1　瘤の中枢側の狭窄

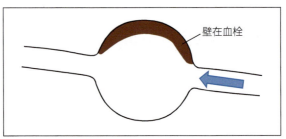

図2 壁在血栓

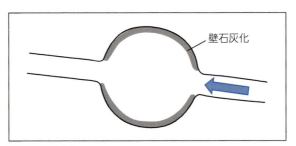

図3 壁石灰化

うな硬さの瘤は、壁在血栓の可能性が高いです（図2）。また、壁が石のように硬い瘤は壁石灰化を疑い（図3）、このような瘤は無理して押し込んではなりません。

④ 静脈高血圧症

静脈高血圧症とは

　シャント血管の中枢側に狭窄や閉塞があるため、その末梢のシャント血がうっ滞して逆流することによって生じる病態です。浮腫、腫脹、発赤、痛みなどを伴います。浮腫や腫脹は狭窄部の末梢に現れるため、浮腫や腫脹の出現部位を確認することで狭窄部を推測することができます。

静脈高血圧症の診断と治療

▶手指型静脈高血圧症

　手指のみに腫脹がみられるものは、「手指型静脈高血圧症」といわれますが、一般的には「ソアサム症候群」と呼ばれることが多いです。ソアサム症候群の多くは、手背枝の中枢に高度狭窄や非血栓性閉塞があり、シャント血のほとんどが手背枝を逆流して生じます(図1)。多くは第3、4指に腫脹が出現します。治療としては、狭窄部の経皮的血管形成術(percutaneous transluminal angioplasty；PTA)や中枢の静脈までのバイパス術が行われますが、症状が高度の場合は、いったんシャント

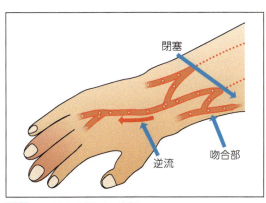

図1 ソアサム症候群の病態
シャント血が手背枝に逆流することで、第3、4指を中心に腫脹が生じる。

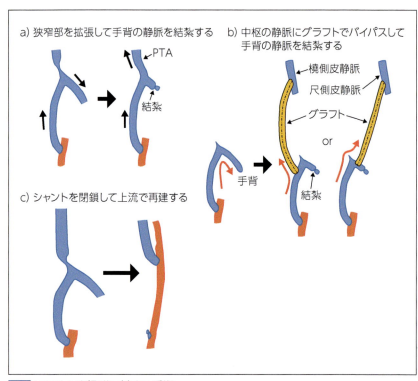

図2 ソアサム症候群に対する手術

を閉鎖して中枢で再建します(図2)。

▶前腕型静脈高血圧症

　前腕のみに腫脹がみられるものは、「前腕型静脈高血圧症」といわれます。前腕型静脈高血圧症には、尺側皮静脈を逆流するタイプ(図3)と、深部静脈を逆流するタイプ(図4)があります。前者は、上腕尺側皮静脈に吻合した人工血管内シャントにおいて、吻合部より中枢側の上腕尺側皮静脈に高度狭窄が起こった場合に出現します。後者は、前腕に作製したシャントの肘部で静脈が閉塞したために深部静脈交通枝を介して深部にシャント血が流入するもので、深部静脈より中枢側に高度狭窄が出現した場合にまれにみられます。治療法としては、狭窄部のPTAまたは中枢の静脈までのバイパス術を選択することが多いです。

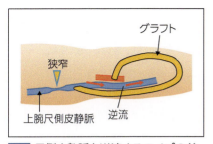

図3 尺側皮静脈を逆流するタイプの前腕型静脈高血圧症

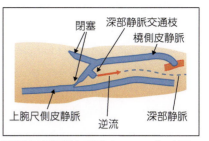

図4 深部静脈を逆流するタイプの前腕型静脈高血圧症

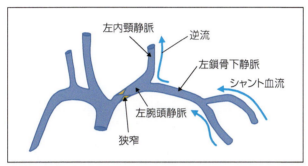

図5 腕頭静脈狭窄に伴う内頸静脈への逆流

▶上肢型静脈高血圧症

　上肢全体に腫脹がみられるものは、「上肢型静脈高血圧症」と呼ばれます。発育した内シャントにおいて、鎖骨下静脈や腕頭静脈に高度狭窄が出現すると上肢型静脈高血圧症が出現します。上肢の浮腫や腫脹以外に確認すべきポイントは、前胸部の皮下静脈の拡張です。前胸部の片側のみの皮下静脈が拡張している場合は、中心静脈の狭窄が原因である可能性が高くなります。また、腕頭静脈が責任病変である場合は、内頸静脈をシャント血が頭部へ向かって逆流するため(図5)、シャント肢側の顔面のみが腫脹して左右非対称となることがあります。上肢の腫脹のある患者では、顔面をよく観察しましょう。

column

スタッフに支えられて徐々に
取り入れたシャントエコー

偕行会名古屋共立病院バスキュラーアクセス治療センター
三輪尚史

　私がシャントエコーにかかわるようになったのは2007年ごろです。当時私は、エックス線検査をしたり、シャントPTAの透視撮影をしたりしていました。当院には超音波診断装置がなく、シャントPTAは、血管造影検査で確認した細い血管をカテーテルで拡げるというものでした。

　そんななか、血流測定のできない簡素な超音波診断装置を購入してもらいました。最初にしたことは、血管造影検査で確認した細い血管が本当に細いかどうかをエコーで見ることでした。しかし、それでは何の役にも立たないと思ったため、次に、深い血管をエコーガイド下で穿刺し始めました。今思えば、これで血管や針の描出、プローブ走査を身につけたと思います。

　2008年には、狭窄をエコーでみる形態評価を始めました。ある程度シャントエコーが形になってきたところで転機が訪れます。PTA施行医が他施設のシャントエコーをいっしょに見に行こうと言ってくれたのです（当日はクリスマスイブでした）。見学先で、上腕動脈を測定してさまざまな情報を知ることができる機能評価を教わりました。

　エコー検査をしながらシャントPTAの現場に入ることで、治療に来た患者さんがなぜ治療を受けなければならないのか、何に困っているのか、という医師からの質問にも対応できるようになりました。これこそがシャントエコーを行うためにもっとも大事なスキルであると思います。

　2009年ごろになると、全国的なシャントエコーの普及により、当院でも血流量測定のできる超音波診断装置を購入してもらえることになりました。これにより、シャントPTA前後の機能評価や形態評価、さらに透析室でのフォローアップなどが行えるようになりました。

　私は運のよいことに、シャントエコーで悩んだりわからなかったりしたときに、周りのスタッフがかならず助けてくれました。今ではシャントエコーの勉強会が多く開催されているため、それらで容易に情報を得ることができます。そのような場所に参加して、シャントエコーを実施している人と接点をもつことが大切だと思います。

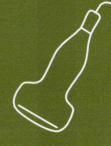

第11章

エコーを用いた
穿刺部の評価

穿刺困難とエコーの活用

エコーを用いた血管評価が必要とされる理由

近年、透析導入患者の高齢化や、糖尿病性腎症を原疾患とする透析患者の増加、長期透析患者の増加により、穿刺困難な患者が増加しています。したがって、穿刺の成功率を上げるためには、穿刺前に血管評価を確実に行うことが大切です。最近では、理学的所見に加えてエコーを用いた血管評価が行

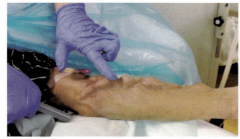
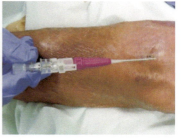
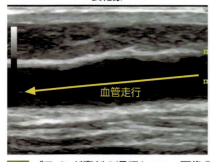
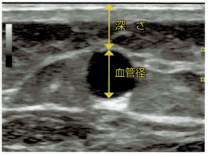

図1 ブラインド穿刺の過程とエコー画像①観察
ブラインド穿刺手技：触診などで血管の状態を予測する。
針の外観：この段階では血液は認めない。
エコー画像：血管径や深さ、血管走行、血管内腔、周囲の状態を評価する。

われるようになってきました[1]）。本章では、エコーを用いた穿刺前の血管評価を中心として、穿刺部を評価するためのエコーの活用法を解説します。

穿刺の三つの過程

穿刺は、①観察する（血管の状態を把握し、穿刺部位や穿刺法を決める、図1）、②穿刺針を刺入して針先を血管内に到達させる（針が血管内に到達すると、針の把持部に血液が逆流する、図2）、③針先が血管内に到達した後、針を進めて外筒を血管内に留置する（外筒が血管内に入ると、針を進める抵抗が弱まり内筒と外筒との間に血液が逆流する、図3）、という三つの過程に分けると考えやすいでしょう。エコーを用いた穿刺前の血管評価は、①の

ブラインド穿刺手技

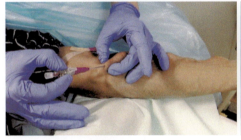

針の外観

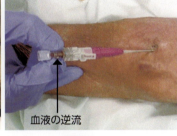

血液の逆流

長軸像

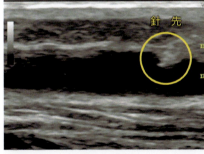

針先

短軸像

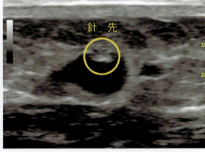

針先

図2 ブラインド穿刺の過程とエコー画像②穿刺針を刺入し針先を血管内に到達させる
ブラインド穿刺手技：血管のある部位を予測して針を刺入し、把持部に血液の逆流を認めるまで進める。
針の外観：針が血管内に到達すると、把持部に血液が逆流してくる（矢印）。
エコー画像：針先が血管内に入っている。

ブラインド穿刺手技　　　　　　　針の外観

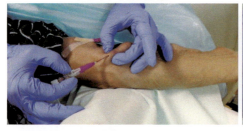
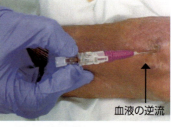

血液の逆流

長軸像　　　　　　　　　　短軸像

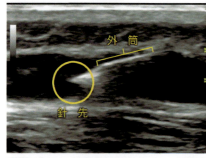
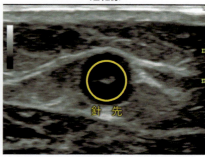

図3 ブラインド穿刺の過程とエコー画像③針先が血管内に到達後、針を進めて外筒を血管内に留置する

ブラインド穿刺手技：血管走行などを予測して抵抗が弱くなるまで針を進める。
針の外観：外筒が血管内に到達すると、内筒と外筒との間に血液が逆流してくる(矢印)。
エコー画像：針先が血管内腔にあり、外筒も血管内に入っている。

　過程に該当します。エコーを用いた評価を実施するにあたり、エコーを用いない通常の穿刺(ブラインド穿刺)において、前述の三つの過程で血管および針がどのような状態にあるかをまず理解しましょう(図1～3)。

　そのうえで、穿刺困難の原因とその対策を知ることは、エコーによる血管評価を活かす意味でも大切です。次項から、穿刺困難な血管で穿刺ミスを起こす原因と、穿刺前のエコー評価で穿刺困難な血管を認めた際のブラインド穿刺での対策を解説します。

引用・参考文献

1) 真﨑優樹ほか．"穿刺前のエコーによる血管評価"．透析スタッフのためのバスキュラーアクセス超音波検査．春口洋昭編著．東京，医歯薬出版，2017, 92-6.

② 穿刺困難の原因とその対策: 血流不良

　シャント血流不良が起こると、駆血時に血管が怒張しにくく、触診で血管の走行や深さなどがわかりにくくなります。また、穿刺時に穿刺針で前壁に加えて後壁まで貫いてしまうため（図）[1]、穿刺困難となります。血流不良のもっとも一般的な原因は、穿刺部より吻合部寄りの狭窄です。エコー所見では、上腕動脈血流量の減少や血管抵抗指数の上昇、穿刺部より吻合部寄りの狭窄などの所見が認められます。バスキュラーアクセスインターベンションセラピー（vascular access intervention therapy；VAIVT）を行うと、穿刺困難は改善します。

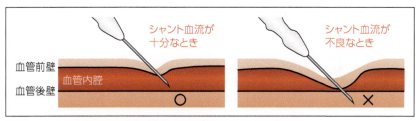

図　シャント血流不良で穿刺困難となる理由（文献1より一部改変）
シャント血流が十分なときは、駆血時に血管が怒張するため、血管の前壁に針が入った際に血管の後壁まで距離がある。一方、シャント血流が不良なときは、駆血時に血管に張りがないため、血管の前壁に針が入ったと同時に血管の後壁まで針で貫いてしまう。

引用・参考文献
1) 下池英明ほか. "穿刺困難・穿刺ミスの原因". バスキュラーアクセス診断学. 大平整爾監修. 東京, 中外医学社, 2012, 286-93.

③ 穿刺困難の原因とその対策：血管径が小さい

　血管径が小さい場合、①観察がむずかしい、②血管の幅が狭いため、血管走行から針がすこしでもずれると血管をとらえることができない（図1a）、③血管の幅が狭いため、血管走行に対して針の向きが異なると、針が血管をとらえた後に容易に側壁に入り込む（図1b）、④血管の前壁と後壁との距離が近いため、針が血管をとらえた後に容易に後壁に入り込む（図1c）、などによって穿刺困難となります。

　対策として、エコーでなるべく血管径の大きい部位を探して穿刺を行います。血管径の小さい部位に穿刺するときには、内筒で血管の後壁を傷つけな

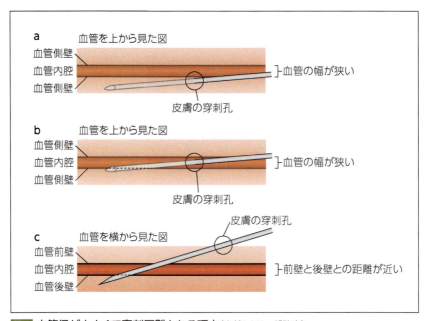

図1 血管径が小さくて穿刺困難となる理由（文献1より一部改変）
a：血管の幅が狭く、針が血管をとらえられない。
b：血管の幅が狭く、針が血管をとらえた後に側壁に入り込む。
c：血管の前壁と後壁との距離が近く、針が血管をとらえた後に後壁に入り込む。

いように小さい角度で穿刺し、外筒が血管内に入ったらそれ以上針を進めずに外筒のみ進めていくことが大切です(図2)。

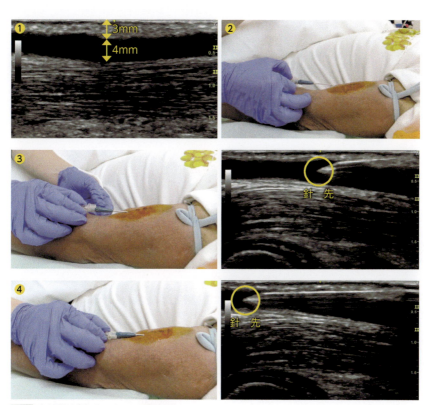

図2 血管径が小さいときの穿刺法
❶ 穿刺前エコー評価では、血管径が4mmと小さい。皮膚から血管までの距離は3mmとなっている。
❷ 小さい角度で針を刺入する。
❸ 小さい角度のまま針を進めていくと、内筒が血管内に入る。エコー画像上は、針は血管に対して平行に近い角度で進入している。
❹ 針を十分に寝かせてさらに進めていくと、外筒が血管内に入る。エコー画像上は、針は血管に対して平行に近い角度で進入しており、後壁を貫いていない。

引用・参考文献
1) 平山遼一. "血管の各種形態的な特徴をエコー画像で理解する". エコーを使ったバスキュラーアクセス穿刺法ガイド. 木船和弥編. 大阪, メジカルビュー社, 2018, 21-61.

穿刺困難の原因とその対策：血管走行

深部を走行する血管

　血管が深部を走行していると、触診では血管の径や走行がわかりにくくなります。また、皮膚の穿刺孔から血管のある深さまでの距離が長くなるため、針先が血管のある深さに到達したときには、血管の走行方向が変わっており血管をとらえられなくなることもあります（図1）。さらに、針先が血管に到達するまでの距離が長いため、より大きな力を針に加える必要があります。そのことで、血管が扁平化したり、針が皮膚を通り抜けた後に勢い余って長

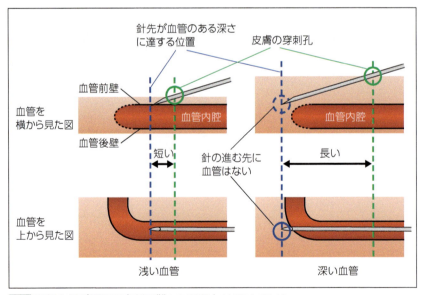

図1 深部走行が原因で穿刺困難となる理由（文献1より改変）
浅い血管では、皮膚の穿刺孔から針先が血管に到達するまでの距離が短い（左）。一方、深い血管では、皮膚の穿刺孔から血管のある深さに到達するまでの距離が長く、針先が血管のある深さに到達したときには、血管の走行方向が変わっており血管をとらえられない（右）。

い距離を進んだりして、血管の前壁と後壁を同時に貫いてしまうことになります。

　対策として、エコーなどで血管走行の浅い部位を探して穿刺を行います。深部を走行する血管に穿刺する際は、大きい角度で穿刺し、皮膚の穿刺孔の近くで血管をとらえるようにします。また、内筒が血管内に入ったら、後壁を貫いてしまわないように針を十分に寝かせて進めます（図2）。

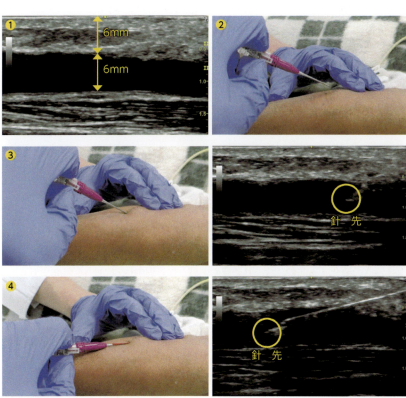

図2　深部を走行する血管の穿刺法
❶穿刺前エコー評価では、血管径が6mm。皮膚から血管までの深さは6mmと深い。
❷大きい角度で針を刺入する。
❸大きい角度のまま針を進めていくと、内筒が血管内に入る。エコー画像上は、内筒が針の刺入部の近くで血管内に入っている。
❹針を十分に寝かせてさらに進めていくと、外筒が血管内に入る。エコー画像上は、針先から血管後壁まで距離がある。

深さの変化する血管（縦蛇行）

　縦に蛇行している血管では、穿刺部位によっては穿刺角度を調節しなければ針が血管に到達しなかったり、後壁を貫いたりします（図3a）。対策として、エコーなどで血管の縦蛇行の程度を確認し、血管走行に応じて穿刺角度を調節します（図3b）。一例として、深くなっていく血管での穿刺法を図4に示します。

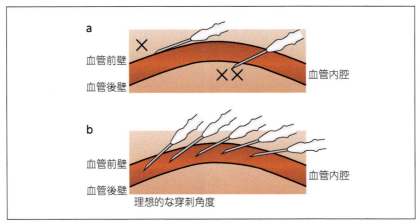

図3 深さの変化する血管（縦蛇行）で穿刺困難となる理由（文献1より一部改変）
a：深くなっていく血管に対して穿刺角度が小さいと、血管に到達しないか、血管をかすめるだけとなる（×部分）。また、浅くなっていく血管に対して穿刺角度が大きいと、すぐに血管の後壁まで針で貫いてしまう（××部分）。
b：理想的な穿刺角度（針が血管内腔の真ん中を進んでいくイメージ）。角度は穿刺部位によって異なる。

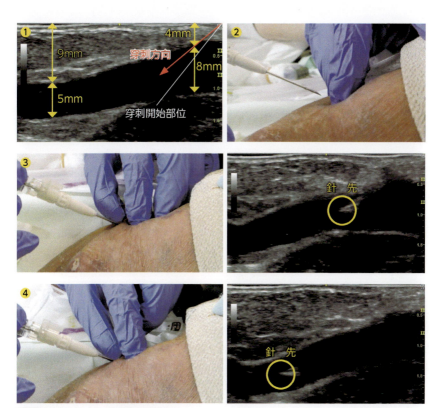

図4 深くなっていく血管の穿刺法
① 穿刺前エコー評価では、針が血管内に入る部位の血管径は8mm、皮膚から血管までの距離は4mm。穿刺部より2cm程度先の血管径は5mm、皮膚から血管までの距離は9mmと、しだいに血管が深くなっている。
② 大きい角度で針を刺入する。
③ 大きい角度のまま針を進めていくと、内筒が血管内に入る。エコー画像上は、針は血管に対して平行に近い角度で進入している。
④ 大きい角度のままさらに針を進めていくと、外筒が血管内に入る。エコー画像上は、針は血管に対して平行に近い角度で進入している。

横蛇行する血管

　蛇行部位に穿刺すると、側壁に針が行きやすくなります（図5）。対策として、エコーなどで血管走行がまっすぐな部位を探して穿刺します。なお、横

蛇行を描出する際、プローブを血管の真横から当てると描出されやすいです（図6-❶）。血管走行がまっすぐな部位に針を刺入し、蛇行部位に内筒がいかないよう、外筒が血管内に入ったらそれ以上針を進めずに外筒のみ進めていくことが大切です（図6-❷）。

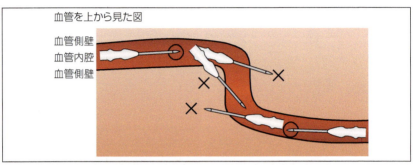

図5 血管の横蛇行が原因で穿刺困難となる理由（文献1より一部改変）
直線部位への穿刺（○部分）と異なり、蛇行している部位の近くに穿刺（×部分）すると、血管外に針が進みやすい。

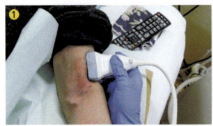

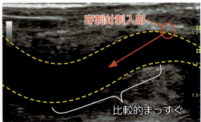

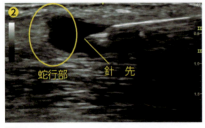

図6 横蛇行している血管の穿刺法
❶ 穿刺前エコー評価でプローブを横から当てて血管を観察すると、血管は横に蛇行している。比較的まっすぐな部位を選んで穿刺する。
❷ 外筒が血管内に入ったときのエコー像では、穿刺針は蛇行部の手前にある。この後、外筒のみを進める。

並走または分岐している血管

　2本の血管が並走していると、あたかも血管が1本であるかのように触れることがあり、血管のない部位に穿刺したり（図7a）、針を進めたときに血管分岐部に針先が当たったりします（図7b）。対策として、エコーなどで血管走行を確認して穿刺部位・穿刺方向を決めます。一例として、血管が分岐・並走している症例での穿刺法を図8に示します。

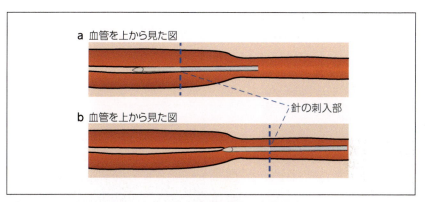

図7 血管が並走・分岐しているときに穿刺困難となる理由
a：血管が一塊として触れる（1本のように触れる）ため、血管のない部位に穿刺してしまう。
b：血管が一塊として触れる（1本のように触れる）ため、進めた針が血管分岐部に当たってしまう。

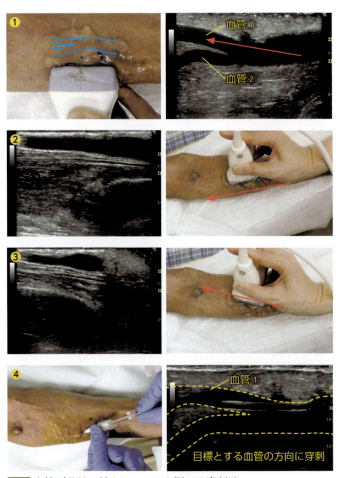

図8 血管が分岐・並走している症例での穿刺法
① プローブを横から当てて血管を観察する（青で囲った部分が血管走行）。エコー画像では、血管が2本（血管①、血管②）に分岐し、並走しているのが確認できる。針の刺入は血管①（矢印）と定める。
② 血管①の長軸像を描出し、血管走行（矢印）を確認する。
③ 血管②の長軸像を描出し、血管走行（矢印）を確認する。
④ 血管①の方向へ穿刺し、外筒を血管①の方向に進める。エコー画像上は、血管①に外筒が留置されているのが確認できる。

引用・参考文献
1) 下池英明ほか．"穿刺困難・穿刺ミスの原因"．バスキュラーアクセス診断学．大平整爾監修．東京，中外医学社，2012，286-93．

穿刺困難の原因とその対策: 血管の形態

　血管の凸凹により穿刺困難となることがあります。たとえば瘤様の血管では、血管の形態を考えて穿刺部位によって穿刺角度を変える必要があります。一例として、瘤様血管での部位別の穿刺法を図1、2に示します。

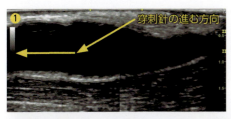
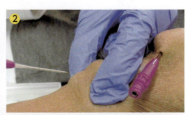
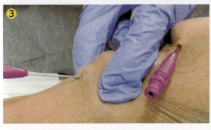
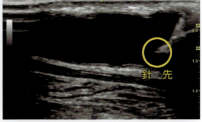
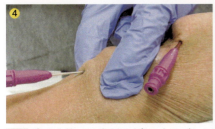
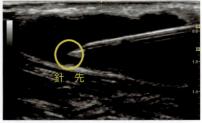

図1 瘤様血管での穿刺法（瘤の中ほどから穿刺する場合）
① 穿刺前エコー評価で瘤の形態を把握し、穿刺開始部位や穿刺針の進む方向をイメージする。
② イメージした角度で針を刺入する。
③ 内筒が血管内に到達するまでそのままの角度で針を進めていく。エコー画像上は、針先が後壁に近づいている。
④ やや角度を小さくしてさらに針を進める。エコー画像上は、針先は血管内腔にあり、前壁や後壁に当たっていない。

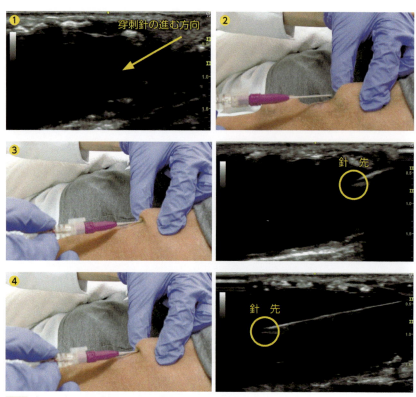

図2 瘤様血管での穿刺法（瘤の基部近くから穿刺する場合）
① 穿刺前エコー評価で瘤の形態を把握し、穿刺開始部位や穿刺針の進む方向をイメージする。
② イメージした角度で針を刺入する。
③ 内筒が血管内に到達するまでそのままの角度で針を進めていく。エコー画像上は、針先は前壁からも後壁からも距離がある。
④ そのままの角度でさらに針を進める。エコー画像上は、針先は血管内腔にあり、前壁からも後壁からも距離がある。

⑥ 穿刺困難の原因とその対策: 血管内腔

　血管内腔の問題は触診のみではわからないことが多く、エコーが有用です。穿刺困難対策として、問題のある部位を避けた穿刺を行います。問題のある部位に穿刺を行うときには、エコーガイド下穿刺が有用です。

内膜肥厚

　肥厚内膜部(図1)に穿刺すると、抵抗を感じます。また、肥厚により血管内腔に狭窄が形成されると、針が進みにくくなります。

血　栓

　血栓部(図2)に穿刺すると、抵抗を感じます。また、血栓により血管内腔が狭くなると、針が進みにくくなります。

長軸像　　　　　　　　　　短軸像

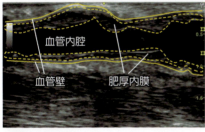 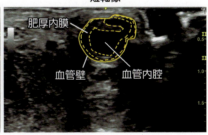

図1 内膜肥厚
血管壁から血管内腔側に肥厚内膜が認められる。

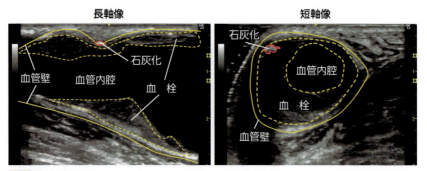

図2 血 栓
血管壁に血栓が認められ、一部石灰化を伴っている。

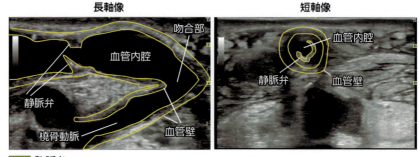

図3 静脈弁
血管内腔に器質化した静脈弁が認められる。

静脈弁

　静脈弁(図3)に向けて穿刺すると、針が静脈弁に当たるためそれより先に進まなくなります。

血管内隔壁・血管壁損傷

　シャント血管内には隔壁(図4)が認められることがあります。隔壁は、穿刺などによって血管壁の一部が剥がれてできたものと考えられます。隔壁に

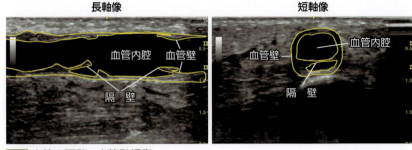

図4 血管内隔壁・血管壁損傷
血管後壁が剥離し、一部は隔壁様になっている。

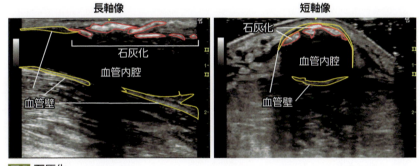

図5 石灰化
血管前壁に石灰化が認められる。その後方には音響陰影が認められる。

加えて、穿刺が原因と思われる血管壁損傷を認めることも多くあります。これらの近くで穿刺すると、針が隔壁内や損傷した血管壁内に入り込み、それより先に進まなくなることがあります。

石灰化

　石灰化(図5)を起こしている部位では針が進まないため、穿刺部位の変更が必要となります。

血腫

　血腫には、血液が血管の外に漏れ出す血管外血腫(図6)と、血管内腔(血管壁内)に漏れ出す血管内血腫(図7)があります。これらの近くで穿刺をすると、血腫で血管内腔が狭くなっているために穿刺ミスをしやすくなります。穿刺ミスをした部位の近くへの穿刺は基本的に避けますが、やむをえずその部位へ穿刺せざるをえないときは、血腫で穿刺に問題となる所見が認められないことを確認してから穿刺するのがよいでしょう。

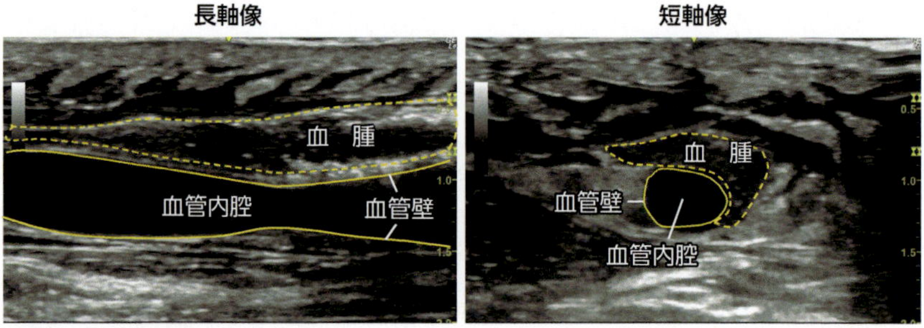

図6 **血管外血腫**
血管壁の外に血腫が認められる。

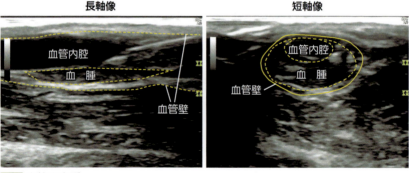

図7 **血管内血腫**
血管壁から血管内腔側に血腫が認められる。

穿刺前にエコーで血管を見る際のポイント

　穿刺前には、穿刺困難の原因となる所見がないかどうかを評価する必要があり、その際にエコーが有用です。具体的には、血管の径や深さ、蛇行（縦蛇行、

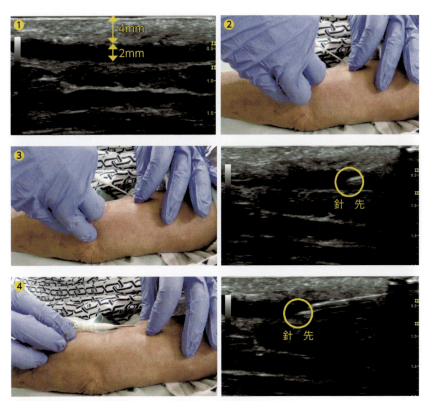

図1 深部走行で血管径の小さい症例での穿刺法
① 穿刺前エコー評価では、血管径が2mmと細く、皮膚から血管までの深さは4mmと深い。
② 大きい角度で針を刺入する。
③ 大きい角度のまま針を進めていくと、内筒が血管内に入る。エコー画像上は、内筒が針の刺入部の近くで血管内に入っている。
④ 針を十分に寝かせてさらに進めていくと、外筒が血管内に入る。エコー画像上は、針は血管に対して平行に近い角度で進入している。

横蛇行)の程度、並走・分枝の有無、血管の形態、血管内腔の状態、血管周囲の状態などを評価します。それらの所見から穿刺部位や穿刺角度、穿刺方向を決め、エコーガイド下穿刺が望ましいかどうかを判断します。

　実際の症例では、穿刺困難の原因が複数認められることもあり、それぞれの症例に応じた穿刺法を考えていく必要があります。例として、深部走行で血管径の小さい症例(図1)、深部走行で瘤様血管の形態を示す症例(図2)で

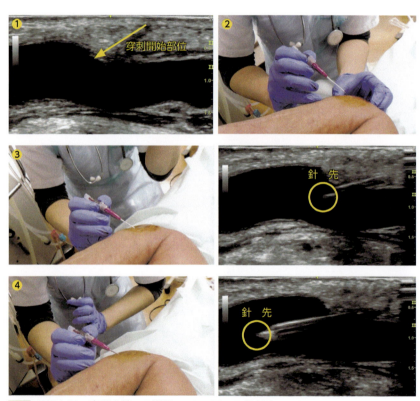

図2 深部走行で瘤様血管の形態を示す症例での穿刺法
❶ 穿刺前エコー評価で血管の深さや瘤の形態を把握し、穿刺開始部位や穿刺針の進む方向をイメージする。
❷ イメージした角度で針を刺入する。
❸ 内筒が血管内腔に入るまでそのままの角度で穿刺する。エコー画像上は、針先が血管内腔に入っており、前壁からも後壁からも距離がある。
❹ そのままの角度で針を進めていく。エコー画像上は、外筒まで血管内腔に入っており、前壁からも後壁からも距離がある。

の穿刺法を示します。穿刺困難の原因が複数認められる症例では、穿刺困難度が増すため、エコーガイド下穿刺の適応となる場合が多いです。
　なお、血流不良が穿刺困難の一因と考えられるときには、シャントの形態評価(61ページ「第5章　シャントの形態評価」参照)や機能評価(99ページ「第7章　シャントの機能評価」参照)を行います。

⑧ 穿刺後の針先の修正

　穿刺時に違和感を感じるときや、透析中に脱血不良や静脈圧上昇を認めるときに、エコーで針先を確認すると、内筒先端や外筒が血管壁に入り込んでいたり、静脈弁や血管隔壁などに入り込んでいたりすることがあります。これらの場合は、針先をエコーで確認しながら、適宜針先の修正を行います (図1〜3)。

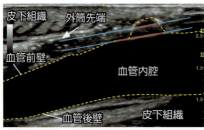
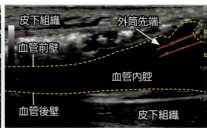

図1 穿刺後に血管前壁にある針先を修正した症例
外筒が一度血管内腔に入った後、前壁内 (皮下組織) に入り込んでいたため (左)、外筒を引いて前壁から抜き、血管内腔に再留置した (右)。赤色が外筒の血管内にある部分、青色が外筒の血管外 (皮下組織内) にある部分。

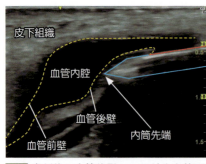
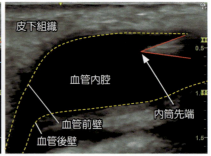

図2 穿刺後に血管後壁にある針先を修正した症例
針 (内筒と外筒) が一度血管内腔に入った後、後壁内 (皮下組織) に入り込んでいたため (左)、針 (内筒と外筒) を引いて後壁から抜き、血管内腔に戻した (右)。赤色は、針が血管内腔に面している部分。

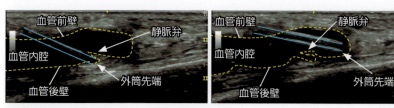

図3 穿刺後に静脈弁にある針先を修正した症例
外筒先端が血管後壁と静脈弁との間に入り込んでいたため（左）、外筒を引いて静脈弁の先に留置した（右）。

column

シャントエコーを用いた
シャント管理で恩返しを

東京女子医科大学臨床工学部
瀧澤亜由美

　私がシャントエコーを始めたのは7年ほど前、入職して3年目のことです。当院では4年目から穿刺を始めるため、まだ穿刺もしていないときでした。当時は、シャントエコーといえば「検査室で臨床検査技師が実施するもの」という認識が強く、現在のように透析室のベッドサイドで臨床工学技士がシャントエコーを実施している施設はほとんどなかったと思います。そんななか、穿刺もしていなかった私に白羽の矢が立ったのは、「臨床検査技師の資格をもっていた」からでした。

　当時は現在のように、シャントエコーに関する書籍はほとんどなく、勉強会やハンズオンセミナーもありませんでした。当院の透析室自体がベッドサイドでのシャントエコーを実施し始めたばかりで、周りにシャントエコーができる人もほとんどいませんでした。そんななかで私がシャントエコーをマスターできたのは、さまざまな病院のさまざまな人々に基礎から実践まで教えてもらったからです。大阪の病院へ研修に行き、シャントエコーを行っている臨床検査技師の方にエコーの基礎知識から実際の手技まで教えてもらったり、勤務前や休日を利用してシャントエコーを行っているクリニックへ行き、見学させてもらったこともありました。

　その後はとにかく練習あるのみでした。シャントエコーの難関である吻合部の描出は、透析中に患者さんの腕を借りて練習することができます。また、シャント機能評価の基礎である上腕動脈血流量の測定や、形態評価で血管を追うことなどは、患者さんの腕を借りずともスタッフ同士でも十分に練習が可能です。練習のために患者さんの腕を借りるのは申し訳ない気もしますが、透析中であれば比較的依頼しやすいように思います。たくさんのスタッフや患者さんの腕を借りてエコーに触れてきたことで、シャントエコーをマスターすることができました。多くの人のお世話になってマスターしたこの技術を、一人でも多くの患者さんのシャント管理に活かすことで、恩返しできればと思っています。

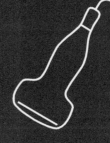

第 12 章

エコーガイド下穿刺

① 短軸法

エコーガイド下穿刺の種類：短軸法と長軸法

　穿刺困難なシャントに対してエコーガイド下穿刺はきわめて有効です。エコーによる血管描出法には、血管の輪切りを描出する「短軸法」と、縦切りを描出する「長軸法」(203ページ「第12章-2　長軸法」を参照)があります。両者ともに長所・短所があり、どちらを選ぶかは最終的にはエコー操作者の好みといえます。筆者の施設ではおもに短軸法を用いて、針とエコープローブを一人で持って穿刺を行っています。エコーガイド下穿刺が必要な血管は深い位置にあることが多いため、皮膚を引っ張って固定する必要はほとんどありませんが、ふだんから訓練していれば、一人で針とプローブを持ちながら、右手でも左手でも皮膚を引っ張って穿刺することは可能です。あえて浅くて逃げやすい血管をエコーガイド下で穿刺する場合は、介助者に皮膚を引っ張ってもらいながら穿刺するのもよいでしょう。

短軸法の長所・短所

　短軸法では、血管の全周が視野に入ることから血管前壁の中央部に針先を正確に到達させることが可能であり、細い血管を穿刺する際に有用です。ただし、針先位置を見つけるのにコツがいる点に注意が必要です。

短軸法での手技の実際[1]

▶穿刺前の準備
　プローブによる血液を介した病原体の蔓延を防ぐため、プローブのエコー発生部(プローブヘッド)をフィルム状のものでカバーすることが必須です。

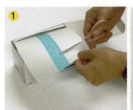 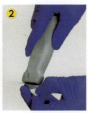 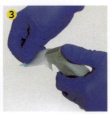 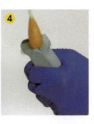

図1 プローブの感染対策
フィルムドレッシングを3cm×7cm大に切り（❶）、しわができないよう注意してプローブヘッドにフィルムを貼る（❷）。そして、外側のフィルムを剥がし（❸）、皮膚消毒薬でフィルムを滅菌する（❹）。

　当院では、未滅菌のフィルムドレッシング（パーミロール®など）を穿刺のたびにプローブヘッドに貼り替え、その表面を皮膚消毒薬で滅菌しています（図1）。フィルムドレッシングの代わりに、食品用ラップフィルムや滅菌手袋を使用している施設もあります（フィルムドレッシングを使用する場合と異なり、プローブとラップフィルムまたは滅菌手袋との間にはエコーゼリーを塗布する必要があります）。

　エコーゼリーは、市販されている1パック20gの滅菌済みのものを使用します。クランプ針より安い滅菌ゼリーパックもあります。穿刺ミスをすると余分な穿刺針が必要となることを考えれば、必ずしも高コストではありません。

▶皮膚刺入部位の決定

　まず目標血管をエコーでよく観察し、「ここで血管内に刺入しよう」という短軸断面を決めます。そうすることで、目標血管の深さと針の刺入角度から皮膚刺入部位を決めることができます。ほとんどの血管穿刺用プローブでは、プローブの縁と超音波発生部位の距離が4〜5mmであるため（確認方法：シミュレーターにプローブを垂直に当ててプローブの縁ギリギリから45°で針を刺入した場合、画面上に針が現れる深さがほぼこの距離です）、精度の高い穿刺を行うにはこの距離を考慮して皮膚刺入部位を決定します（図2）。エコーガイド下穿刺において、血管のもっとも太いところで血管内に針を刺入したい場合は、皮膚刺入部位の決定はとくに重要です。

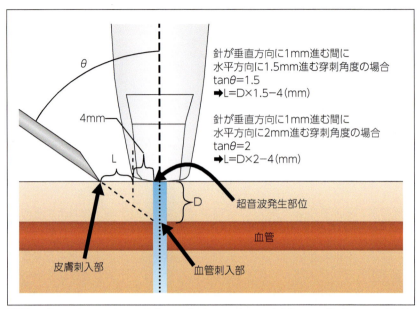

図2 皮膚刺入部位の決定法（プローブの縁と超音波発生部位の距離が4mmの場合）
皮膚刺入部位は、血管の深さ（D）と刺入角（θ）で決まる。たとえば針が垂直方向に1mm進む間に水平方向に1.5mm進むような刺入角度（tanθ＝1.5）で深さ6mmの血管を穿刺する場合、図の深さDの1.5倍が皮膚刺入点と超音波発生部位との距離（L＋4）に等しいため、6×1.5＝L＋4となり、L＝5mmとなる。末梢血管の場合、針が垂直方向に1mm進む間に水平方向に1.5mm（浅めの血管の場合は2mm）進む穿刺角度になるような針の持ち方を日ごろから研究しておくとよい。

▶皮下組織内で針先位置を確認しながら針を進める（シャフト反射法）

1）針先位置描出のポイント

　針先像は超音波の"乱反射"によって得られ、針先に当たった超音波はランダムにさまざまな方向に弱い反射波となって反射します。したがって、薄い超音波ビームの中に針先をとらえることができても、針先は画像上はぼんやりとしか輝きません。エコー輝度が高く不均一な皮下組織内で針先を見つけるのが容易ではないのはこのためです。

　一方、シャフトと呼ばれる針の太い軸部は針先より大きく滑らかな構造であるため、エコー像は"反射"によって得られます。反射の法則により超音波ビームがシャフトにほぼ直角に当たったときにきわめて明るい点として映り、

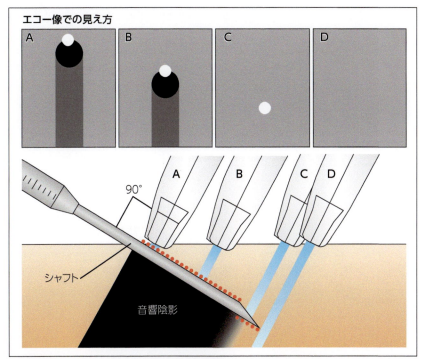

図3 超音波とシャフトおよび針先の位置関係とエコー像での見え方
赤色の破線部分が輝く。Aから針先方向へプローブを進め、輝点が消失した位置(D)が針先となる。音響陰影とは、シャフトの下方に生じる黒い影のことをいう。音響陰影が消失した位置(C)は、針先に近いが精度は劣る。

輝度の高い皮下組織内でも容易に視認できます(図3)。十分にエコーゼリーを使用してこの現象を利用し、針を"点"ではなく"線"としてとらえて針先位置を見つけます(WEB 1)。この手技を「シャフト反射法」と呼びます。

2)皮下における針先の進め方の実際(WEB 2)

まずプローブの中央部付近の皮膚刺入部から皮膚内へ針先を進め、外筒先端が皮内に隠れたところでいったん針を止めます。次に、プローブ中央部とシャフトが接するくらいまでプローブを後退させ、プローブとシャフトの角度が約90°になるようプローブの角度を調整してシャフト像である白い点を描出します(図4)。次に、プローブを前進させて白い点が消えたらただちにプローブを止め、白い点が消えた部位を針先位置と判断します(図5)。それ

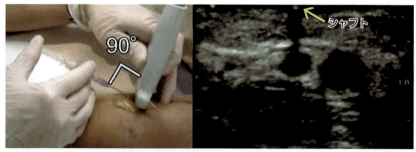

図4 針の刺入とエコー画面での針先描出①
プローブとシャフトの角度を約90°にすると、シャフト像が白い点として描出される。

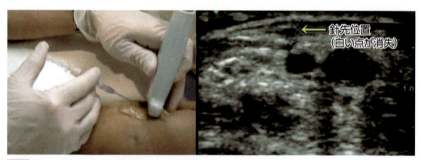

図5 針の刺入とエコー画面での針先描出②
図4の状態からプローブの角度を保ったまま針先方向にプローブを前進させて白い点が消えた部位を針先位置とする。

から針をすこし進めた後に、プローブを血管走行に沿って前後に動かして新たな針先位置を特定します。この際、もしプローブ移動に伴うシャフト像の軌跡の延長線が目標血管の中央部から逸れていれば、針の進行方向を修正します。

　上記の操作をくり返し、針先を血管前壁中央部に到達させます。針先を見失ったら、皮膚刺入部付近までプローブをいったん後退させてシャフトを見つけます。針先が血管に到達すると血管にへこみが生じるため、これも針先位置の参考とします（図6）。

▶**血管内で確実に針を進める（針点滅法、WEB3）**

　針先が血管前壁に到達したら、血管内に針先を刺入しながらプローブを立てて血管内の針先像をとらえます。血管内の針の視認性はよいため（図7）、

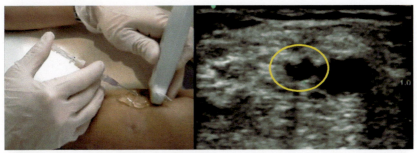

図6 針の刺入とエコー画面での針先描出③
針先が血管前壁中央部に達すると、血管がへこみハート型になる。

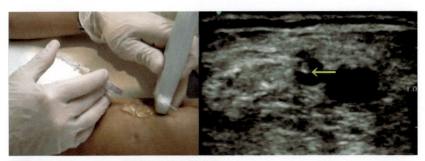

図7 針の刺入とエコー画面での針先描出④
針先が血管内に入ると、針先がしっかりと確認できる。この時点ではまだ逆血は得られていない。

血管内に針先を見つけた後はプローブと針を垂直にする必要はありません。
　次に、針を寝かせながらプローブを進め、針の像が消えたら（図8）ただちにプローブを止めます。その後、プローブを止めたまま針を進め、針先像が白い点として血管内に見えたらただちに針を止めます。血管内では皮下より針先の視認性がよいため、上記のように針とプローブをすこしずつ交互に進めて針の像を血管内で点滅させるシンプルな操作によって、針先を血管内壁に触れさせずに血管内で進めることができます（場合により、針先を動かしてみて、画像上で自由に針先像が動けば針先が血管内にあると判断する方法を行ってもよいでしょう）。
　外筒針を使用している場合は、確実に外筒の先端が血管内に入るまで進めた後、プローブを置き、内筒をしっかりと把持して外筒を十分に血管内に送

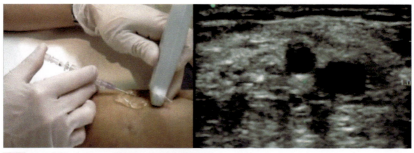

図8 針の刺入とエコー画面での針先描出⑤
血管内で針を寝かせながらプローブを進めると、針先像が消失する。針先像が消失したら、プローブを止めて針を進める。針を進めるうちに針先像が白い点として再び描出されるため、針先像が見えたら針を止め、針を寝かせながらプローブを進める。このように針とプローブを交互に動かして、針先位置を確認しながら穿刺を進める。

り込んで穿刺を終了させます。外筒の先端が血管内に入る瞬間は手ごたえでわかることも多いですが、外筒を送り込む前に長軸描出に切り替えて外筒先端の位置を画像上で確認してもよいでしょう。実際の患者での様子は WEB 4 を参照してください。

短軸法での注意点

　動脈とシャント化した静脈とを間違えてはなりません。動脈は、シャント血管よりもプローブの圧迫でつぶれにくく、血管壁が厚いという違いがあります（短軸像でよく見ると、血管中央部で血管壁の厚みがわかります）。肘部付近を穿刺する場合は、正中神経（短軸像がれんこんの断面に似ています）の位置も確認します。動脈・神経の基本的な走行を解剖学書で理解しておきましょう。プローブはなるべく下のほうを持ち、血管を押しつぶさないように皮膚にそっとのせるようにします。プローブの左右を逆に持つと危険なので注意します。血管短軸像を描出し、プローブを横にすこしスライドさせたときに画面上で血管が逆方向に動けば、その持ち方で正解です。

短軸法の訓練法

　エコーさえあればかならず穿刺が成功するとは限りません。日ごろの訓練が必要であり、訓練に際して次の3点が重要です。第一に、エコーガイド下穿刺の理論を理解しましょう。第二に、シミュレーターを使用して訓練します。ただし、多くの市販シミュレーターは、生体に比べて輝度が低く均一であるため、針先を見つけるのが容易であることに注意しなくてはなりません。つまり、前述したようなていねいな方法で行わなくてもシミュレーターでは簡単に穿刺できてしまうため、「シミュレーションではうまくいったのに、実践ではうまくいかない」ということが起こりえます。したがって訓練では、実際の血管にも通用するような方法をシミュレーターで再現できることを目標にすべきです。第三に、実践後に振り返りを行うことが大切です。実践の様子を動画撮影することも有効です[2]。

　なお、シミュレーターは、高価で耐久性に乏しいものが多いため、自作するのもよいでしょう。自作シミュレーターといえばこんにゃく製が定番ですが（作製法は文献2を参照）、独特のにおいが欠点です。消臭剤（V-LAC®、カルファケミカル社）を水で100倍希釈してこんにゃくを5時間浸けておくと、においはかなり改善します。V-LAC®は無害とされていますが、念のため手袋を使用し、プローブヘッドもフィルムドレッシングなどでカバーしておきましょう。

おわりに

　透析人口の高齢化や糖尿病患者の増加により穿刺困難なシャントが増えていますが、エコーを穿刺補助に使用すれば難なく穿刺ができ、いったん穿刺ができれば、問題なく透析を施行できる症例にしばしば遭遇します。穿刺ミスを減らして患者・スタッフのストレスを軽減させるためだけでなく、人工血管やカテーテルによる合併症で苦しむ透析患者が一人でも減るように、エコーガイド下穿刺がすべての透析施設で一般的に行われる技術になってほし

いと願っています。

> ### エコーゼリーを使うか、消毒薬で代用か
>
> 　触診で位置がわかるほど浅い位置の血管をあえてエコーガイド下で穿刺する場合、画面の中央と血管の中央が一致するようにプローブをふつうの角度でセットし、プローブの中央部ギリギリのところから針を刺入すれば、最初の一刺しで血管の中に針先像をとらえることはむずかしくありません。あとは針点滅法で穿刺を完了させます。この場合は皮下で針先を見つける必要がないため、プローブとシャフトの角度を直角にする操作は不要です。したがって、皮膚消毒薬でエコーゼリーを代用できます（WEB 5）。
>
> 　しかし、ゼリーを使わずに触診でわからないような深い位置にある血管を穿刺する場合は"針先を点としてとらえる方法"しかできないため、エコー輝度の高い血管壁や皮下組織隔壁内に針先がある場合に針先位置を判断するのが困難なことがあります。やはり皮下では、シャフト反射法を行って針先位置を確認しながら針を進めるのが確実です。この場合、プローブを傾けるため、プローブと皮膚との間に隙間ができて画質が劣化しないように滅菌エコーゼリーを使う必要があります。
>
> 　以上から、エコーゼリーを使用したシャフト反射法は習得しておくとよいでしょう。また、ブラインド穿刺開始後に針先が血管をとらえられない場合にはじめてエコーを投入する"エコーガイド下針先位置修正"では、かなり針を体内に進めてからプローブを当てるため、慣れればゼリーを皮膚刺入部に触れさせずにシャフト反射法を行うことが可能です。したがって、滅菌していないタイプのゼリーの使用も可能となります。

引用・参考文献

1) Kamata, T. et al. Ultrasound-guided cannulation of hemodialysis access. Ren. Replace. Ther. 2016 **2**：7.
2) 鎌田正. "エコーガイド下穿刺におけるシミュレーターの活用". 透析スタッフのためのバスキュラーアクセス超音波検査. 春口洋昭編著. 東京, 医歯薬出版, 2017, 124-7.

② 長軸法

エコーガイド下穿刺の各手法の利点・欠点

　エコーガイド下穿刺には、技術的な違いとして短軸法と長軸法という二つの手技が存在します。また、それらの手技を一人で行うか(一人法)、二人で行うか(二人法)という違いもあり、それぞれに利点と欠点があります。過去の報告をもとに、表1に短軸法と長軸法の利点・欠点、表2に一人法と二人法の利点・欠点を示します[1～4]。

表1 短軸法と長軸法の利点・欠点

	短軸法	長軸法
利点	・血管内腔で針先の位置がわかりやすい ・プローブを固定しにくい部位でも安定した穿刺が可能	・針と血管の全体像が把握しやすく、針全体の位置調整が容易
欠点	・針と血管の全体像が把握しにくい ・画像と針位置の調整に技術を要する	・中央断面像から針位置がずれないよう画像を調整するのに技術が必要 ・プローブを固定しにくい部位では穿刺が困難

表2 一人法と二人法の利点・欠点

	一人法	二人法
利点	・画像で血管と針位置の微調整が容易であり、画面と針の追従性が高い ・穿刺針の位置を確認しやすい	・手の数が多いため、トラブルなどが発生した場合に対応しやすい ・穿刺者は通常のブラインド穿刺の手順で穿刺が可能
欠点	・片手穿刺になるため、患者の皮膚を伸展させることが困難(穿刺時疼痛が強くなる場合がある) ・安定しない部位では穿刺が困難	・一般的には、穿刺者とプローブ走査者が別であるため、画像を描出するうえで針位置の微調整に技術を要する

▶短軸法と長軸法

　短軸法は、針先の追従性が高く、安全に穿刺操作を進められる点でメリットが大きく、対象となる血管が蛇行していても血管内に容易に針先を留置することができます。ただし、短軸法で針と血管の全体像を把握することはむずかしく、操作にも一定の技術を要します。一方、長軸法は、針と血管を同時に一つの画面に描出することができれば、きわめて明瞭に全体像を把握することができます。しかし、針と血管を一画面に描出し続けるエコー走査は、短軸法よりも高度な技術を要します。また、蛇行している血管の穿刺には不向きです。

▶一人法と二人法

　一人法と二人法は、それぞれ表2に示した利点・欠点がありますが、両者のもっとも大きな違いは、針とプローブを一人で持つか、二人で持つかの違いです。一人法では、針とプローブの追従性が得られやすいですが、トラブル時には人手が足りず苦慮することがあります。一方、二人法では、手技やトラブルに対する手の数は増えますが、双方の息を合わせるのがむずかしいです。要するに、これらの手法にはそれぞれに一長一短があり、どの手法を用いてエコーガイド下穿刺を行うかについてはいまだに議論のつきないところです。

　ただ、近年では、一般的に「一人法短軸」での手技が多用されている印象があります。操作上で重要な、エコー画像と針先の追従性が優れている点がその要因といえるでしょう。本稿では、「二人法長軸」の操作手技について解説しますが、この手技が適応となるのは、直線的で比較的内腔の広い血管です。また、二人分の手がかかるため、コストメリットは高くありません。ただ、手技が比較的簡単であり、穿刺とエコー走査双方の技術がそれほど高くなくても施行しやすいという点でメリットがあります。筆者らが過去に検討した報告でも、比較的初心者の多い対象群でもっとも操作しやすい手法との結果を得ました[5]。

「二人法長軸」での操作の実際

二人法長軸（WEB 1、2）は、一人がエコー走査と穿刺を行い、もう一人は患者の血管が穿刺中に動かないよう固定するという方法です。以下に手順を示します。

▶事前準備

消耗品の準備（感染対策）

感染対策として、滅菌済みのフィルムドレッシングでプローブを覆い、滅菌エコーゼリーまたはポビドンヨード（イソジン®）を用意します（図1）。その他、穿刺に必要な針やシーツ、駆血帯、消毒薬などを準備します。感染対策としてのエコーゼリーやイソジン®の使用方法については、38ページ「第3章-4　ゼリーの種類と塗布方法」を参照してください。

理学的所見の取得と超音波診断装置の配置

理学的所見の取得は、シャントを観察するうえでは、いかなる場合でも重要です。視診と触診を中心にシャントの状態を確認したうえで、内腔の構造を推測して穿刺する部位を決定します。次いで、超音波診断装置を穿刺者の視線と同一線上に配置します（図2）。患者と穿刺者、および超音波診断装置の具体的な配置については、32ページ「第3章-1　穿刺者の姿勢」を参照してください。

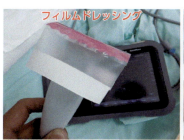 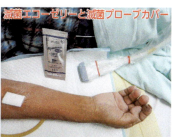

図1　消耗品と機材の準備（感染対策）
フィルムドレッシングを貼りつける際は、プローブとフィルムドレッシングとの間に少量のエコーゼリー（未滅菌）を塗布する。

理学的所見の取得　　　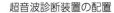超音波診断装置の配置

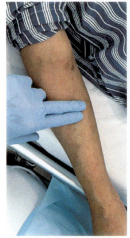
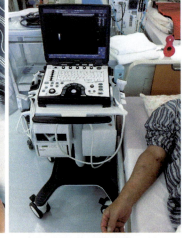

図2 穿刺前の理学的所見の取得と超音波診断装置の適切な配置

▶ エコー走査

短軸・長軸の両方で穿刺する血管の直線性と内腔状態を確認

　図3のように、短軸像と長軸像で標的とする血管の内腔状態を確認します。この際、深度（DEPTH）やゲイン（GAIN）、フォーカス（FOCUS）などについて適切な画質調整を加えておきます。

長軸エコーガイド下穿刺

　図4のように、介助者が血管周囲の皮膚を手前に引っ張り、穿刺しても患者の血管が動かないようにしっかりと固定します。次いで、穿刺者がプローブで血管中央断面を長軸で描出し、針をプローブの長軸中央直線上に刺入します。

　エコーガイド下穿刺を一人法で行う場合、長軸法ではどうしても血管が動いてしまうという欠点があり、安定して血管と穿刺針を画面上に描出し続けることがむずかしくなります。その点、二人法であれば、確実に血管を固定できるため視野が安定して得られやすく、また一人法でプローブと針の動きを微調整することも可能なため、双方の追従性がよくなります。プローブの長軸中央直線上に針をまっすぐに刺入するだけで、全体像を把握しながら確

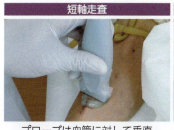
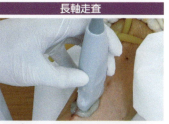

短軸走査　　　　　　　　長軸走査

プローブは血管に対して垂直　　プローブは血管に対して平行

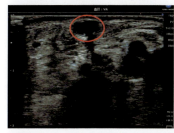
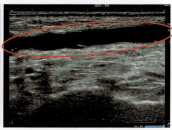

図3 穿刺血管の直線性と内腔状態を長短軸で確認

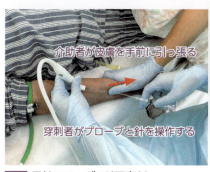
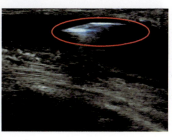

介助者が皮膚を手前に引っ張る

穿刺者がプローブと針を操作する

図4 長軸エコーガイド下穿刺

実に針先を刺入することができる手法です。一発で刺入に成功すれば、それで穿刺は終了となります。

　ただし、目的の血管が横方向に蛇行している場合は、長軸断面が一画面上に描出できないため、本法の施行は困難となります。この手法は、あくまでも直線的に走行する血管が対象となる手法であることも頭に入れておきましょう。

　手技のコツは、図5中央の写真のように、プローブの接地面長軸上にまっ

207

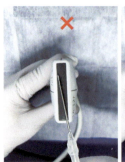 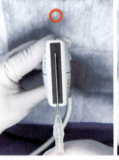 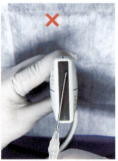

図5 長軸エコーガイド下穿刺での針の刺入方向

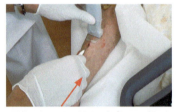 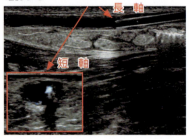

短軸走査では、針先がプローブを追い越さないことがポイントとなる。微細な走査で血管内に針を収める

針刺入後は、穿刺針の外筒が血管中央に描出されていることを長軸と短軸で確認する

図6 長軸エコーガイド下穿刺失敗時の修正（一人法短軸）

すぐに針を刺入することです。図5の左右の写真のように、針先がすこしでもプローブ長軸の中心線上からずれると、画面に針の断面は描出されません。穿刺者は、そのことを十分に考慮して針を刺入する意識が必要です。

二人法長軸で血管をうまくとらえられなかった場合

二人法長軸で血管内にうまく針が刺入できなかった場合は、即座に長軸法から短軸法へ切り替えます（WEB3）。一人法短軸で針先を確認しながら、ゆっくりと穿刺針を血管内へ留置しなおすとよいでしょう。図6に一人法短軸による操作のポイントを示します（この手法の詳細は、194ページ「第12章-1 短軸法」を参照）。

穿刺とエコー走査の基本を押さえることの大切さ

　表3に、二人法長軸の利点と欠点を示します。前述したとおり、筆者らが過去に検討した結果では、「二人法による長軸穿刺」がほかの手法よりも全体の操作性において優れていました[5]。この手法の最大の利点は、短軸法よりもすばやく穿刺の動作を行うことができ、穿刺速度が速い分、患者の痛みが少ないことです。また、初心者でも比較的成功しやすいという点も大きな利点といえます。人手が充足しており、慎重にエコーガイド下穿刺を導入したい施設には、最初に試してもらいたい手法です。

　ただし、エコーガイド下穿刺にはこの手法以外にもいくつかの手法があります。ルーチンとしてエコーガイド下穿刺に取り組む場合、それぞれの手法の特徴、長所、短所、安全性を考慮して、適材適所でそれぞれを使い分けるノウハウをもつべきでしょう。また、穿刺という技術は、エコーガイド下に限らず一定の訓練が必要であり、まずはブラインド穿刺の成功率を上げるための技術と知識を得ることが基本となります。エコーガイド下穿刺も、成功率を上げてよい穿刺をするポイントは、ブラインド穿刺と同じです。エコーガイド下穿刺にチャレンジするのであれば、ブラインド穿刺の技術をしっかりと身につけたうえで、一定のエコー走査技術を習得して挑むべきです。エコーを用いるだけで穿刺成功率が上がると考えるのは早計です。

表3 二人法長軸の利点・欠点

利点	・血管と針の全体像が把握しやすい ・短軸法より穿刺の動作がすばやい ・穿刺速度が速い分、患者の痛みが少ない ・二人分の手があるため、さまざまな対処が可能
欠点	・長軸断面像を描出するエコー走査技術が必要 ・プローブと針の位置がずれた場合、画像の描出も穿刺もうまくいかない ・蛇行した血管には不向き

引用・参考文献

1) Milling, T. et al. Randomized controlled trial of single-operator vs. two-operator ultrasound guidance for internal jugular central venous cannulation. Acad. Emerg. Med. 13(3), 2006, 245-7.
2) Hind, D. et al. Ultrasonic locating devices for central venous cannulation: meta-analysis. BMJ. 327(7411), 2003, 361.
3) 花房規男ほか. エコーガイド下バスキュラーアクセス穿刺法. 日本透析医学会雑誌. 40(6), 2007, 517-21.
4) 鎌田正ほか. 新たな血液透析返血経路としての超音波ガイド下brachial vein穿刺法の検討. 日本透析医学会雑誌. 44(3), 2011, 237-43.
5) 衣川由美ほか. シミュレータによる超音波ガイド下内シャント穿刺法の検討. 日本透析医学会雑誌. 46(Suppl 1), 2013, 718.

column

手探りで始めたシャントエコー

高橋内科クリニック 医療技術部臨床工学技士長
真﨑優樹

　私が超音波診断装置を操作するようになったのは、今から12年前のことです。バスキュラーアクセス（VA）管理の一つとして当院でシャントエコーを取り入れるようになったのがきっかけでした。当時はシャントエコーに関する書籍はほとんどなく、当院の医師といっしょに独学で始めました。

　シャントエコーを始める際に、まず取り組んだのは上肢の血管の勉強でした。解剖を理解せずにエコーは撮れません。動脈や静脈の血管の名称やそれぞれの血管の走行などを理解することは、エコー検査報告書を書く際に必要不可欠です。

　次に、超音波診断装置の機能や操作方法の習得に取り組みました。臨床検査技師が上腕動脈血流（FV）や血管抵抗指数（RI）などを超音波診断装置で測定する様子をビデオで撮影し、くり返し何度も見て覚えました。

　患者さんに実際に検査を行うときには、検査前に理学的所見を丹念にとるようにしました。理学的所見でシャントの状態を予想し、その結果が正しいかどうかをエコーで確認するような訓練を行いました。理学的所見をとる腕があがるとともに、ポイントを絞った検査ができるようになり、検査時間の短縮にもなりました。

　3ヵ月程度穿刺を免除してもらい、検査室でエコーを撮り続けました。当時、当院には200名程度の患者さんがいましたが、その期間ですべての患者さんのエコーを撮りました。症例も多く、時間に追われながらの検査でしたが、エコーで血管の内腔が見えることが新鮮であり、興味をもって検査しました。

　また、VA関連の学会に参加・発表する機会を多く与えてもらいました。ほかの施設の取り組みを知り、当院の取り組みについて他者から意見を聞くことで、技術面のみならず知識面でもシャントエコーに関して自信をもてるようになりました。現在は、シャントエコーに関する書籍が複数出版されており、講習会・学会なども開かれています。これらの書籍や機会を利用すると、短期間でシャントエコーをマスターすることができると思われます。

索 引

欧文

AVF ………………………………… 48
AVG ………………………………… 51
B モードゲイン …………………… 23
e-PTFE 製グラフト ……………… 149
PSV ………………………………… 94
PSVR ……………………………… 94
PU 製グラフト …………… 147, 149
ROI ………………………………… 26
TAMV …………………………… 101
TAV ……………………………… 101

あ行

陰性リモデリング型の狭窄 ……… 87
ウォールモーション ……………… 96
エイリアシング …………………… 82
腋窩動脈 …………………………… 44
エコーゼリー ……………………… 38
音響陰影 …………………………… 78

か行

カーブした血管 …………………… 72
過剰血流 ………………………… 125
　── の理学的所見 …………… 126
カラーゲイン ……………………… 82
カラードプラ …………… 25, 151
　── 法での血管の描出 ………… 80
偽狭窄 ……………………………… 92
機能評価 ………………………… 129
　── の意義 …………………… 100
　── の基準値 ………………… 102
狭窄 ………………………………… 86

── があるシャントの触診所見
　………………………………… 122
── 径 …………………………… 90
── の種類と好発部位 ………… 87
── 率 …………………………… 92
屈曲型の狭窄 ……………………… 88
グラフト内血流量 ……………… 146
グラフトのエコー像 …………… 149
径狭窄率 …………………………… 93
形態評価 ………………………… 130
血管外血腫 ……………………… 186
血管径 …………………………… 172
血管内隔壁 ……………………… 184
血管内血腫 ……………………… 186
血管の構造 ……………………… 76
血管壁 …………………………… 110
　── 損傷 ……………………… 184
血腫 ……………………………… 186
血栓 ……………………………… 183
血流量 …………………………… 101
　── 測定の手順 ……………… 107
高周波マイクロコンベックス型
　プローブ ……………………… 16
高周波リニア型プローブ ………… 16
コンベックス型プローブ ………… 16

さ行

最高血流速度 ……………………… 94
再循環の診断と治療 …………… 159
再循環を疑う所見 ……………… 159
最大血流速度比 …………………… 94
鎖骨下動脈 ………………………… 44

サンプルゲート	27	深部を走行する血管	174
時間平均血流速度	101	ステアリング機能	104, 110
時間平均最高血流速度	101	ステント内狭窄	93
自己血管内シャント	48	ストレートグラフト	51
視診	120, 142	スラント機能	26
自動調整機能	28	正中神経	55
尺骨動脈	45, 55	セクタ型プローブ	16
シャフト反射法	196	石灰化	185
シャント血流不良	171	── による狭窄	88
手指型静脈高血圧症	163	穿刺困難	168
上肢型静脈高血圧症	165	穿通枝	47
上肢の動脈	45	前腕型静脈高血圧症	164
静脈圧の上昇	124	前腕ループ型人工血管内シャント	
静脈高血圧症	125, 163		148
── の診断と治療	163	ソアサム症候群	163
── の理学的所見	125	側側吻合	49
静脈の描出	78	側端吻合	49
静脈弁	46, 79, 184	側副血行路	123
上腕尺側皮静脈	53		
上腕静脈	53	**た行**	
上腕動脈	44, 53	ダイナミックレンジ	23
── 血流量	146	蛇行が著明な血管	73
── 高位分岐	115	蛇行した上腕動脈での血流量測定	
── の短軸像	77		113
── の描出	103	脱血不良	123, 156
上腕の断面	77	── の診断と治療	156
触診	120, 142	── の理学的所見	124
神経の見え方	60	タバチエール内シャント	48
人工血管内狭窄	93	短軸法	204
人工血管内シャント	51	── での注意点	200
深部静脈	46	── と長軸法の利点・欠点	203
── 交通枝	47, 59	── の訓練法	200

──の長所・短所	194
肘正中皮静脈の偽狭窄	97
肘部のシャントの種類	50
超音波診断装置	14
──の構成	18
──の保守点検	21
超音波ビームの向き	81
長軸エコーガイド下穿刺	206
長軸法	204
手の動脈	45
橈骨動脈	45, 55
橈側皮静脈	58
動脈	44
──の構造	76
──の描出	76
ドプラ効果	100

な行

内膜肥厚	183
──型の狭窄	87
二人法長軸	205
──の利点・欠点	209

は行

バスキュラーアクセス管理の三つのステージ	10
針点滅法	198
パルスドプラ	27, 100, 152
──の入射角度	104
皮下静脈	46
皮膚刺入部位の決定法	196
フォーカス	23

深さの変化する血管	176
不整脈を有する症例の血流量測定	115
プローブコード	41
プローブによる皮膚圧迫	37
プローブのインデックスマーク	65
プローブの感染対策	195
プローブの左右の確認方法	65
分岐・合流した血管	73
壁在血栓	162
壁石灰化	162
弁膜様型の狭窄	88
ホッケー型超高周波リニアプローブ	35

ま行

| 面積狭窄率 | 94 |

や行

| 有意狭窄 | 95 |
| 横蛇行する血管 | 177 |

ら行

リニア型プローブ	16
瘤	79, 125, 161
──前後型の狭窄	88
──の診断	161
──の理学的所見	126
流速レンジ	27, 82
瘤様血管	181
──での穿刺法	181
ループグラフト	51

編著者紹介

春口洋昭 (はるぐち・ひろあき)
飯田橋春口クリニック院長

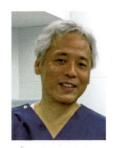

[略歴]
1985年	鹿児島大学医学部卒業
	東京女子医科大学腎臓外科研修医
1986年	南大和病院
1988年	済生会川口総合病院
1990年	済生会栗橋病院
1992年	東京女子医科大学腎臓外科助手
2005年	東京女子医科大学腎臓外科准講師
2006年	飯田橋春口クリニック開業
	東京女子医科大学腎臓外科非常勤講師

[専門・おもな研究領域]
バスキュラーアクセス

[主要な所属学会]
日本外科学会　　　日本透析医学会　　　日本臨床外科学会
日本血管外科学会　　日本腎臓学会　　　日本超音波検査学会
日本医工学治療学会

[編著書]
『透析患者への外科的アプローチ』編著（メディカ出版、2005年）
『バスキュラーアクセス超音波テキスト』編著（医歯薬出版、2011年）
『バスキュラーアクセス診断学』編著（中外医学社、2012年）
『透析ナースのためのバスキュラーアクセス 春口ゼミ』著（メディカ出版、2012年）
『バスキュラーアクセス治療学』編著（中外医学社、2013年）
『透析用グラフトのすべて』編著（中外医学社、2013年）
『実践シャントエコー』編著（医歯薬出版、2013年）
『症例と動画で学ぶバスキュラーアクセス超音波検査』編著（アスリード、2016年）
『透析スタッフのためのバスキュラーアクセス超音波検査』編著（医歯薬出版、2017年）

看護師・臨床工学技士のための
透析シャントエコー入門
―機能評価・形態評価・
エコーガイド下穿刺のWEB動画つき

2018年7月20日発行　第1版第1刷
2024年10月10日発行　第1版第5刷

編　著　春口 洋昭

発行者　長谷川 翔

発行所　株式会社メディカ出版
　　　　〒532-8588
　　　　大阪市淀川区宮原3-4-30
　　　　ニッセイ新大阪ビル16F
　　　　https://www.medica.co.jp/

編集担当　田中習子
編集協力　富安千裕
装　　幀　イボルブデザインワーク
本文イラスト　福井典子
組　　版　イボルブデザインワーク
印刷・製本　株式会社ウイル・コーポレーション

Ⓒ Hiroaki HARUGUCHI, 2018

本書の複製権・翻訳権・翻案権・上映権・譲渡権・公衆送信権
（送信可能化権を含む）は、（株）メディカ出版が保有します。

ISBN978-4-8404-6541-0　　Printed and bound in Japan

当社出版物に関する各種お問い合わせ先（受付時間：平日9：00～17：00）
●編集内容については、編集局 06-6398-5048
●ご注文・不良品（乱丁・落丁）については、お客様センター 0120-276-115